Michel Odent · Die sanfte Geburt

Michel Odent

Die sanfte Geburt

Die Leboyer-Methode in der Praxis

Kösel

Übersetzung aus dem Französischen: Wolfgang Krege
Die Originalausgabe erschien in der Reihe »Techno-Critique«
unter dem Titel »Bien naître«
bei Les Editions du Seuil, S.A., Paris, 1976

CIP-Kurztitelaufnahme der Deutschen Bibliothek

Odent, Michel:
Die sanfte Geburt : d. Leboyer-Methode in d. Praxis / Michel
Odent. [Übers. aus d. Franz.: Wolfgang Krege]. – 3. Aufl.,
15.–20. Tsd. – München : Kösel, 1979.
    Einheitssacht.: Bien naître <dt.>
    ISBN 3-466-34008-X

ISBN 3-466-34008-X
3. Auflage 1979, 15.–20. Tsd.
Copyright 1976 Editions du Seuil
© 1978 für die deutsche Ausgabe by Kösel-Verlag GmbH & Co.,
München. Printed in Germany. Alle Rechte vorbehalten.
Gesamtherstellung: Kösel, Kempten.
Umschlag: Günther Oberhauser. Umschlagfoto: Jean Ber.

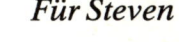

Für Steven

Inhalt

Erster Teil
Die Geburt in den Industrieländern

Zweiter Teil
Ein Versuch in einer Geburtshilfe-Station

Vorbemerkung

In der französischen Originalausgabe seines Buches *Pour une naissance sans violence*[1], das für ein breites Publikum bestimmt war, stellte Frédérick *Leboyer* zu Beginn des Jahres 1974 die folgende Frage:

Kann es nicht sein, daß
die Geburt
dem Kinde Schmerz bereitet,
so wie die Niederkunft früher schmerzhaft war
für die Mutter?
Dieses Leiden,
das die Geburt dem Säugling bringt,
wen kümmert's?
Kann man es ihm nicht ersparen?

Um die gleiche Zeit formulierte Ivan Illich in der englischsprachigen medizinischen Fachpresse[2] und in einer französischen Zeitschrift[3] den Begriff der medizinischen Nemesis, den er später weiter ausführte[4]. Nemesis, die Göttin der Rache, bezeichnet die göttliche Kraft, die jenen schlägt, der gegen die Verbote frevelt und das Maß überschreitet. Nachdem der Mensch gegen die Elemente gekämpft hat und gegen die Sklaverei, die ihm andere Mitglieder der eigenen Gattung auferlegten, steht er nun vor einer dritten Gefahr, nämlich der, zum Diener der von ihm vergötterten Werkzeuge zu werden. »Die medizinische Nemesis« – das ist vor allem eine Frage: Wo ist das Gleichgewicht zwischen dem, was jeder Mensch für sich allein oder mit seinen Nächsten zusammen tun kann, und dem, wozu er die Hilfe qualifizierter Fachleute in Anspruch nehmen muß?

---

[1] Editions du Seuil, 1974. Deutsch: *Der sanfte Weg ins Leben. Geburt ohne Gewalt.* München, Desch 1974. (Diese deutsche Ausgabe enthält beträchtliche Kürzungen und Auslassungen – so auch hier –; wir zitieren sie im folgenden, wo immer es möglich ist.)

[2] *The Lancet,* London.

[3] I. Illich: »L'expropriation de la santé«, *Esprit,* Juni 1974.

[4] I. Illich: *Die Enteignung der Gesundheit.* Reinbek, Rowohlt, 1975.

Den Schriften von Leboyer und Illich ist gemeinsam, daß sie als skandalös gelten können und daß sie die Mehrzahl der Ärzte befremden. Für uns bildeten diese Fragen den Ausgang zu fruchtbaren Überlegungen über die Bedingungen der Geburt in den industrialisierten Ländern. Was für Überlegungen? Wie haben sie unser Denken beeinflußt? Welche Auswirkungen hatten sie auf unsere alltägliche Praxis? Darum geht es in diesem Buch.

Einleitung

Es geht um eine politische Kritik der Technik. Wo liegt die Schwelle, an der das »Werkzeug« vom Diener zum Herrn wird? Wo liegt die Schwelle, jenseits derer eine Institution mehr schadet als nützt? Mit einem Wort, es geht um die Definition einer »geselligen« Gesellschaft. Dies ist die Bedeutung des Werkes von Illich. Illich hat bald die Gesamtorganisation der Industriegesellschaft im Blick, bald bestimmte Institutionen wie die Schule, das Verkehrswesen oder die Medizin.

In bezug auf die Institution der Medizin ist Illich, um den Vorwurf einer »Enteignung der Gesundheit« zu begründen, den verschiedenen mythischen Sendungen der Heilberufe nachgegangen: der Unterdrückung des Schmerzes, der Beseitigung der Krankheiten und dem Kampf gegen den Tod. Ausführlich hat er die Medikalisierung des Alters und des Todes analysiert.

Unsere Absicht ist, das Werk Illichs mit einer Studie über die Bedingungen des Geborenwerdens in den industrialisierten Ländern fortzusetzen. Die Untersuchung des »Phänomens Leboyer« bietet dazu den Anlaß.

Das »Phänomen Leboyer« ist eine Dissonanz, ein Widerspruch. Wir gedenken diesen Widerspruch zu untersuchen. Leboyer, der Dichter als Geburtshelfer, ist auf dem Wege der Einfühlung vorgegangen. Wir gedenken vom einfühlenden Verstehen zum rationalen Verstehen zu gelangen, welches die tägliche Praxis anleiten und sich ständig an ihr bewähren muß.

Wir hatten eine besonders gute Gelegenheit, das »Phänomen Leboyer« zu erleben. Wir haben die bald gleichgültige, bald feindselige, geringschätzige oder aber spöttische Haltung der professionellen Geburtshelfer kennen und verstehen gelernt.

Wir sind Leboyer begegnet und haben ihm zugesehen.

Wir sind ratlosen Paaren begegnet, denen wir durch das Buch

11

oder den Film, auf direktem oder indirektem Wege klarmachen konnten, was eine Geburt sein kann.

Wir sind Frauen begegnet, in denen das Buch von Leboyer den Wunsch nach der Mutterschaft erst geweckt hatte.

Wir haben an Versammlungen und Diskussionsveranstaltungen teilgenommen, bei denen Leboyers Film *Naissance* in sehr unterschiedlichem Rahmen gezeigt und besprochen wurde.

Und ganz besonders wurden unsere Überlegungen jeden Tag von neuem durch die Praxis einer Geburtshilfe-Station angeregt, deren Klima durch die »Geburt ohne Gewalt« tief verändert worden ist.

Die Überlegungen, die sich für unser Team aus dieser Erfahrung ergaben, gingen in vielerlei, oft unerwartete Richtungen; sie waren ein wenig ungeordnet und ließen sich schwer klassifizieren. Die Vielzahl und die Wichtigkeit der dabei aufgetretenen Fragen sollen uns helfen, die ganze Tragweite des Buches von Leboyer aufzuklären.

Unser unmittelbares Ziel ist es, Leboyer für jene zu übersetzen, die an seiner seherischen Ausdrucksweise Anstoß nehmen oder denen die poetische Übermittlung seiner Gedanken widerstrebt, insbesondere für die Praktiker der Geburtshilfe.

Ist aber eine solche Übersetzung überhaupt möglich? Und ist sie nicht sogar gefährlich? Riskieren wir damit nicht, ein wesentlich subjektives Erleben zu verdunkeln oder auszulöschen? Hat nicht *Leboyer* schon alles gesagt, in einer Sprache von großer Schlichtheit?

Liebe ist nötig.
Ohne Liebe ist man höchstens geschickt.

Wenn wir uns dennoch für befugt halten, Leboyers Gedanken noch einmal nachzuzeichnen, so deshalb, weil die Geburtshilfe-Station, in der wir arbeiten, wahrscheinlich die einzige ist, welche die Geburt ohne Gewalt rasch hat institutionalisieren können, soweit es überhaupt möglich ist, ein soziales Klima, eine Atmosphäre zu institutionalisieren. Hinzukommt die Gewißheit, daß wir nicht auf dem falschen Wege sein können, wenn wir feststellen, daß dabei die perinatale Säuglingssterblichkeit bis auf eine Quote von 10 pro 1000 sinkt.[1]

---

[1] Die perinatale Säuglingssterblichkeit liegt in Frankreich gegenwärtig bei 20 pro 1000. Unter perinataler Sterblichkeit versteht man den Anteil der zwischen dem 180. Tag des intrauterinen Lebens und dem 7. Tag nach der Geburt gestorbenen Kinder an der Gesamtzahl der Geburten. Die perinatale Sterblichkeit setzt sich aus zwei Komponenten zusammen, Totgeburten und Frühsterblichkeit.

Erster Teil

Die Geburt in den Industrieländern

Kapitel 1 : Die konfiszierte Geburt

> Die Gewohnheit verhüllt uns das wahre
> Gesicht der Dinge.
>
> *Montaigne*

Ehe wir von unserer Erfahrung mit einer wohlbegründeten Entmedikalisierung und von den mehr oder weniger bewußten Gründen sprechen, die es uns erlaubt haben, uns mehr mit dem Geborenwerden als mit der Entbindung zu beschäftigen, und ehe wir die zahlreichen Überlegungen mitteilen, die durch diese Erfahrung hervorgerufen wurden, ist es von Nutzen, wenn wir klarstellen, welches in unserer Sicht die Bedingungen sind, unter denen in den industrialisierten Ländern gewöhnlich Kinder geboren werden.

Obgleich das niederländische Beispiel gewichtige Argumente zugunsten der Hausgeburt abgibt, die mit einer außerordentlich niedrigen Morbidität[1] und Säuglingssterblichkeit vereinbar erscheint, und obgleich die Familienumgebung der beste Schutz gegen viele dynamische Geburtserschwerungen[2] und zugleich auch die beste Möglichkeit zur Entmedikalisierung der Geburt zu sein scheint, da sie die technischen Schranken, die sonst gewöhnlich zwischen Mutter und Kind aufgerichtet werden, beseitigt, wird doch allgemein anerkannt, daß die Umgebung des Krankenhauses ein Maximum an Sicherheit bietet, insofern man von einer normalen Geburt ja immer nur in der Vergangenheit und niemals in der Zukunft sprechen kann. Sicherlich könnte auch die Entwicklung leichter und zuverlässiger Überwachungseinrichtungen in gewissem Maße die Rückkehr zur Hausgeburt begünstigen, ähnlich wie auch die Behandlung chronischer Nieren-Insuffizienzen durch die »künstliche Niere« heute keinen dauernden Krankenhausauf-

---

[1] Prozentsatz der Kranken im Verhältnis zu den Gesunden.
[2] Anomale, pathologische Geburten, bedingt durch Anomalien in den Kontraktionen der Uterusmuskeln bei im übrigen normalen anatomischen Voraussetzungen.

17

enthalt mehr erfordert. Faktisch finden aber gegenwärtig die meisten Geburten in Entbindungsheimen oder auf Geburtshilfe-Stationen statt, das heißt in der Umgebung eines öffentlichen oder privaten Krankenhauses.

Die Entbindungsheime stehen unter der Leitung von Gynäkologen oder Geburtshelfern, das heißt von Ärzten, die von Hause aus, von Berufung oder von Berufs wegen ihre Aufmerksamkeit mehr auf die Mutter als auf das Kind konzentrieren. Sie sind überwiegend männlichen Geschlechts. Zunehmend häufiger treten in den Entbindungsheimen auch Fachleute aus anderen Disziplinen auf, insbesondere Anästhesie- und Beatmungs-Spezialisten, von denen manche aus ihrer Absicht kein Hehl machen, die Kreißsäle zu »erobern«. Gewiß gibt es in Westeuropa auch den Beruf der Hebamme, aber im allgemeinen ist die Hebamme an die Weisungen eines medizinischen Vorgesetzten gebunden oder sie erstattet, sofern sie im privaten Sektor arbeitet, am Ende ihrer Tätigkeit routinemäßig einem Arzt Bericht. Manche Hebammen sind sich in letzter Zeit dessen bewußt geworden, daß dies ein Verhältnis zwischen Herrschenden und Beherrschten ist. Diese verstehen sich als unterdrückt von der Macht der Ärzteschaft, die zugleich die Macht der Phallokratie ist, und sie ahnen voraus, daß die Geburtshilfe-Kliniken zum Gegenstand und zum Schauplatz künftiger politischer Kämpfe werden könnten. Die Geburtshelfer ihrerseits neigen dazu, ihre Aufgabe einzig in der Vorsorge dafür zu sehen, daß der Übergang vom Leben im Fruchtwasser zum Leben an der Luft unter den bestmöglichen »thermodynamischen« Bedingungen stattfinde, bei minimaler Schädigung der empfindlichen Organe, insbesondere des Gehirns.

Nur sehr wenige Geburtshelfer haben sich über Verhalten und Einstellungen Gedanken gemacht, die für die Entstehung einer guten Eltern-Kind-Beziehung nachteilig sein könnten; sehr wenigen ist die grundlegende Bedeutung der allerersten Objektbeziehung des Kindes bewußt, der Beziehung zur Mutterbrust und zur Mutter; sehr wenigen ist die spezifische

Rolle des Vaters bei der Geburt klar, seine regulierende Funktion in der Mutter-Kind-Beziehung und seine symbolische Trennungsfunktion; sehr wenige wissen, wie die Mutter-Eigenschaften, das heißt die Liebesfähigkeit, von Generation zu Generation weitergegeben werden; und nur sehr wenige wissen, wie das weibliche Kind von seiner eigenen Geburt an lernt, die Kinder zu bemuttern, die es im erwachsenen Alter wird gebären können. Diese verkürzte Auffassung der Geburtshelferrolle entspricht dem, was man in den meisten Kreißsälen Tag für Tag beobachten kann.

Wir wollen nicht näher auf die geburtshilfliche Praxis im engeren Sinne eingehen, die im einzelnen unter höchst unterschiedlichen Bedingungen stattfindet:

● Die Niederkunft bedeutet nicht das Gleiche für alle Frauen, denn jede bringt andere traumatische Erfahrungen mit und ist von ihrer eigenen Mutter und in ihrem sozio-kulturellen Milieu anders vorbereitet worden.

● Alle Frauen sind schon deshalb nicht gleich, weil nur eine Minderheit eine so gute Vorbereitung erhalten hat, daß sie nun die Erfahrung der Geburt auf eine verständnisvolle und positive Weise durchleben kann.

● Die Analgesie[3] geschieht vermittels pharmakologischer Methoden (Allgemeinnarkose, Lokal- oder Leitungsanästhesie), manchmal auch vermittels Akupunktur, hypnotischer Verfahren oder bewußtseinsverändernder Techniken, wie sie insbesondere von den Vertretern der in Spanien entwickelten *Sophrologie* (Caycedo) angewandt werden.

Die Überwachung der Geburt kann mit herkömmlichen klinischen Methoden geschehen, gewöhnlich wird jedoch anerkannt, daß die elektronische Überwachung[4] aufgrund

---

[3] Schmerzbetäubung.

[4] Darunter ist zu verstehen einerseits die kontinuierliche Aufzeichnung physischer Parameter (Uteruskontraktionen, Herzschlagfrequenz und -rhythmus des Feten), andererseits die periodische Messung biologischer Parameter durch Analyse eines der Kopfhaut des Feten entnommenen Blutstropfens (Blutgas- und Säure-Basengehalt-Analyse). Uteruskontraktionen und Herzschlagfrequenz werden mit Hilfe außen, auf der Bauchdecke

ihrer Kontinuität und Zuverlässigkeit in vielen Fällen die besten Garantien bietet.

Die Bedingungen der Geburt sind hingegen offenbar recht gleichförmig.

In den meisten Fällen leitet das Ende der »Austreibungs«-Phase ein maskierter, gestiefelter, behandschuhter und in eine Kapuze gehüllter Techniker; er stellt sich vor die erhöht liegende Gebärende hin, »entwickelt« mit Hilfe beider Hände den Kopf, wenn nötig nach Vornahme einer Episiotomie[5], beobachtet aufmerksam und bei guter Beleuchtung den Damm und entwickelt sodann die Schultern. Gleich nach der Geburt wird das Geschlecht festgestellt, und sofort werden mit Hilfe einer Sonde Mundhöhle und Nasenlöcher freigesaugt. Schnell wird die Nabelschnur zwischen zwei Klemmen durchgetrennt, und das Neugeborene wird mit dem Rücken auf einen Beatmungstisch gelegt, wo es von einer Reihe zu diesem Zweck vorgesehener Strahler gewärmt wird. Die Reinigung der oberen Atemwege wird durch Reinigung von Luft- und Speiseröhre ergänzt, so daß eine eventuelle Ösophagusatresie[6] beseitigt werden kann. Bei einer ersten klinischen Untersuchung wird der »Agpar-Index«[7] berechnet und die Möglichkeit einer größeren Mißbildung auszuschalten versucht. Die Regel-

der Mutter angebrachter Empfänger aufgezeichnet; erst nach dem Sprung der Fruchtblase wird es möglich, auch innere Sonden einzusetzen (innerer Tokograph und »Elektrodenskalp«).

[5] Einschnitt zur Vergrößerung des Scheidenausgangs.

[6] Vollständige oder partielle Verschlossenheit der Speiseröhre, meist eine das Leben des Kindes gefährdende Mißbildung der Atmungs- und Verdauungskanäle, die einen chirurgischen Eingriff erfordert.

[7] Der körperliche Zustand des Neugeborenen wird nach einer Minute und nach fünf Minuten durch eine Berechnung nach dem sog. Apgar-Schema ausgedrückt, wobei Herzschlagfrequenz, Atmung, Muskeltonus, Reflexauslösbarkeit und Hautfarbe berücksichtigt werden. Jedes Kind wird sogleich nach der Geburt mit einem Punktwert zwischen 0 und 10 eingestuft. Diese Einstufung erschien uns von Vorteil, insofern sie als ein für das Krankenhauspersonal und die Säuglingspflegerinnen leicht verständlicher Kode dienen kann. Zu bedauern ist dagegen, daß in manchen Ländern, darunter Frankreich, die Verpflichtung besteht, diesen Punktwert in ein amtliches, von den Behörden ausgestelltes Dokument einzutragen.

mäßigkeit des Atem- und Herzschlagrhythmus wird mit dem Stethoskop überprüft. Der Nabelschnurrest wird verbunden. In die Augenlider wird ein antiseptisches Mittel geträufelt. Manchmal wird das Kind noch vor dem Wiegen und Wickeln der Mutter gezeigt, recht oft jedoch bekommt sie ihr schreiendes Neugeborenes erst zu sehen, wenn es in Windeln verpackt ist. Unter den gewöhnlichen Bedingungen erhalten die primären, archaischen Reflexe, die bei jedem gesunden Neugeborenen vorhanden sind, überhaupt keine Gelegenheit zur Äußerung, insbesondere der »Rooting-Reflex«, mit dessen Hilfe das Neugeborene binnen weniger Minuten nach der Geburt die Brust der Mutter sucht, findet und saugt – wenn das Klima dem günstig ist.

Was den außerordentlich empfindlichen Geruchssinn des Neugeborenen angeht – wahrscheinlich das Mittel zum frühen Erkennen der individuellen Mutter –, so wird er in den Kreißsälen beständig mißachtet.

Während des Klinikaufenthalts unterliegt die Pflege des Neugeborenen der direkten oder indirekten Kontrolle durch die Ärzte. Unter den karikaturhaften Bedingungen vieler großer amerikanischer Entbindungskliniken erfordert die Überwachung während der ersten Stunden nach der Entbindung sogar die völlige Trennung von Kind und Mutter: Während einerseits die Mutter ganz und gar mit Elektrokardiographen und Arteriensonden »monitorisiert« ist, wird das Neugeborene seinerseits zwei Stunden lang in einem automatischen »Brutapparat« (Couveuse) untergebracht, wo Hauttemperatur, Elektrokardiogramm und Atemrhythmus aufgezeichnet werden. Eine Alarmanlage macht das Personal auf die kleinste Anomalie aufmerksam. Es ist nicht übertrieben, hier von einer totalen erotischen Neutralisierung des Körpers bei der Geburt zu sprechen.

Wenn es möglich ist, schematisch die üblichen Bedingungen einer normalen Geburt in den Entbindungsanstalten der technologisch fortgeschrittenen Länder zu beschreiben, so empfiehlt es sich, zugleich hervorzuheben, daß die »normalen«

Geburten immer seltener werden. Die häufige Anwendung der Peridural-Anästhesien, in manchen Kliniken sogar der Allgemeinnarkose, fällt zusammen mit der Häufigkeit der Extraktion mit Hilfe von Instrumenten, in der Regel der Geburtszange, die manchmal 50 Prozent der Fälle überschreitet; der Anteil der Kaiserschnitte liegt gewöhnlich bei etwa 10 Prozent. Man kann behaupten, daß manche Faktoren, die dem Feten akutes Leiden verursachen, den Entbindungsanstalten von hohem technischem Niveau oder zumindest doch einer bestimmten Gebrauchsweise der modernen Überwachungseinrichtungen eigentümlich sind. So erfordert die Monitor-Überwachung durch äußere Empfänger[8] zumeist den langwierigen »Rücken-Dekubitus«, und diese Lage bewirkt einen Druck des erschlafften Uterus der Schwangeren auf die untere Hohlvene (Vena-cava-Kompressionssyndrom); dagegen kann die Schwangere, wenn sie in ihren Bewegungen frei ist, sich hinsetzen, aufstehen, umhergehen, sich auf die Seite oder oft auch auf Knie und Ellbogen legen. Interne Sonden sind zwar auch mit der Seitenlage vereinbar (besonders auf der linken Seite), sie bringen jedoch alle Nachteile eines vorzeitigen Blasensprungs mit sich (interne extra-amniotische tokographische Verfahren sind wenig gebräuchlich). Hinzu kommt noch, daß das angsterzeugende Klima und Gepräge der modernen Kreißsäle Veränderungen der Sympathikotonie, ein Absinken der »adrenergetischen Reaktionen«, fördern. Alle diese Umstände tragen dazu bei, daß man von Zeit zu Zeit ein wahres »Rückenlage-Syndrom«, einen für das Kind gefährlichen »Liegeschock« beobachten kann. Bleibt nur noch hinzuzufügen, daß in manchen Kliniken der westlichen Welt mehr als 20 Prozent der Entbindungen künstlich eingeleitet werden.

[8] Die externen Empfänger, deren Aufgabe darin besteht, den Herzrhythmus des Feten zu überwachen, arbeiten meist mit Ultraschall. Man weiß, daß Ultraschallwellen lebende Gewebe durch Umwandlung von Schallenergie in Wärmeenergie schädigen können und auf mechanischem Wege das Kavitationsphänomen bewirken. Unter den Bedingungen der Anwendung von Ultraschallwellen in der Geburtshilfe wird ihnen jedoch allgemein Harmlosigkeit bescheinigt.

Das Vordringen der Maschine in die Kreißsäle kennt keine Grenzen. Der Amerikaner T. J. Kriewall[9] hat sogar schon den Prototyp eines »Dilatometers« entwickelt, durch den das Berühren der Vagina vermieden würde, ein Gerät, das die Dehnungsbewegungen des Gebärmutterhalses registriert und die von der Gebärenden verausgabte Energie in die Automatensprache übersetzt, vermittels zweier kleiner Magneten, die an den einander gegenüberliegenden Rändern des Gebärmutterhalses angebracht werden(!).

Sollte der Geburtshelfer von morgen ein »Bildschirm-Operator« an einem Armaturenbrett sein?

---

[9] *University of Michigan News,* 25. März 1975.

Kapitel 2: Warten auf Leboyer

Wenn wir von nun an über unsere Erfahrung mit der »Geburt ohne Gewalt« sprechen können, so ist dies einer Folge oder vielmehr einem Zusammentreffen von Zufällen zu verdanken. Es lag auch daran, daß bestimmte lokale Bedingungen unseres Krankenhauses es begünstigten, daß Leboyers Thesen, sobald sie einmal laut geworden waren, bis zu uns durchdrangen.

Psychoprophylaktische Maßnahmen waren in unserer Station schon seit etwa zwölf Jahren gebräuchlich. Wir sahen darin einen Durchbruch gegenüber jenem fatalistischen Erdulden der Geburtswehen, welches das weibliche Geschlechtsleben zu einem solchen langen Leidensweg macht, und wir sahen darin zugleich auch einen Zugang zu dem so wichtigen Problem der Mutter-Tochter-Beziehungen, welche die ganze Strukturierung der weiblichen Persönlichkeit beeinflussen, denn eine gute Geburtsvorbereitung kann den Frauen helfen, ein klareres Verhältnis zu ihren eigenen Müttern zu finden. Da sich Psychoprophylaxe gegen die Darstellung der Frau als eines Objekts und Opfers richtet, hat sie uns stets geholfen, die Passivität gebietenden Methoden der Analgesie zurückzudrängen. Die pharmakologische Behandlung haben wir immer vermieden, ebenso die Allgemeinnarkose, die lokalen und regionalen Anästhesien, insbesondere die Periduralanästhesie. Überall, wo die Psychoprophylaxe richtig verstanden wird, erscheinen diese Passivitätsmethoden als ein Ausnutzen des Schmerzes, um der Frau ihre Entfremdung zu bestätigen und ihr durch die immer weiter vorangetriebene Medikalisierung der Geburt eine neue Entfremdung zuzufügen.

Wiederholt hatten wir die negativen Auswirkungen einer Geburtsvorbereitung bemerken können, so wie wir sie vor Leboyer aufgefaßt hatten: Vorbereitet wurde ausschließlich auf die Entbindung, was dazu beitrug, alle Gedanken auf die Frau selbst zu konzentrieren; die Gebärende war in den Wehen hauptsächlich damit beschäftigt, ihre Muskelkontraktionen gut zu beherrschen. Die Entbindung galt als »gelungen«, wenn sich die aktive Frau auf elegante Weise ihres passiven Uterusinhalts entledigt hatte, der so als etwas Ähnliches wie ein Ausscheidungsobjekt betrachtet werden konnte. Grimassen und Schreie galten als ungehörig, und alles in allem wurde die Entbindung mehr wie eine Initiationsprüfung erlebt und nicht als Zur-Welt-bringen eines Kindes; sich dabei zufriedenstellend zu betragen, war eine Art, sich dem Personal gefällig zu erweisen, ihm seinen Dank abzustatten. Das Neue an den örtlichen Vorbereitungssitzungen war, daß sie in Gruppen von maximal drei Schwangeren und oft sogar in Einzelsitzungen stattfanden; außerdem galten sie als eine Gelegenheit, bei der die Schwangere reihum alle Mitarbeiter des Teams kennenlernte.

Der Gedanke, daß die Fortpflanzung freiwillig sein müsse, war schon seit langem in den Strukturen des Krankenhauses auf einen für seine Ausbreitung günstigen Boden gefallen. Die »Familienplanung« war schon zu einer ständigen Einrichtung geworden, ehe noch ein offizielles »Zentrum für Familienplanung und Familienberatung« entstand. Nach und nach war eine Verschmelzung zwischen dem Familienplanungs-Team und dem Personal der Entbindungs-Station eingetreten. Ebenso waren auch die Entbindungs-Station und die allgemeine chirurgische Abteilung nicht ganz und gar gegeneinander abgedichtet. Trotzdem – oder vielleicht gerade deshalb – machte sich von Jahr zu Jahr stärker eine gewisse Tendenz zur Entmedikalisierung der Geburt bemerkbar: Die Hebamme spielte eine bestimmende Rolle, häufig waren die Väter anwesend, künstlich provozierte und geleitete[1] Geburten sowie Instrumentalextraktionen waren Ausnahmen.

Manche unserer Arbeitsgepflogenheiten hatten sich schon herausgebildet, so etwa das späte Durchtrennen der Nabelschnur und die Benutzung der starken, schattenlosen Spezial-

---

[1] Bei der »geleiteten Geburt« wartet man den Spontanbeginn der Wehen ab, um sodann einen künstlichen Blasensprung herbeizuführen und kontraktionserregende in Verbindung mit krampflösenden Mitteln zu verabfolgen.

beleuchtung nur in wenigen Ausnahmefällen. Doch dies waren nur Arbeitsgepflogenheiten, und nicht immer waren sie durch Überlegung zu einem System verbunden. Die Auswirkungen der Entwicklung von Personal und Sachmitteln und der Einfluß technischer Neuerungen wurden von Zeit zu Zeit durch statistische Untersuchungen kontrolliert. So hatten 1972 die in einer Dissertation[2] zusammengetragenen Ergebnisse einer Untersuchung ein erhebliches Absinken beider Komponenten der perinatalen Sterblichkeit in einem Zeitraum von 10 Jahren gezeigt:

- Die Gesamtquote war von 29 auf 17 pro 1000 gefallen,
- die Totgeburten von 15 auf 12 pro 1000,
- die Frühsterblichkeit von 14 auf 5 pro 1000.

Diese Untersuchung hatte insbesondere den Einfluß der geburtshilflichen Psychoprophylaxe nachgewiesen, und sei es auch nur durch Vermehrung der Kontakte zwischen den Schwangeren und dem Stationspersonal, sowie den Erfolg der weiten Verbreitung von Methoden der Geburtenregelung bei der Verhinderung von Vielkinderfamilien. Zu betonen ist, daß diese Untersuchung vor Einführung der elektronischen Geburtsüberwachung erfolgt war.

Solche rein statistischen Untersuchungen waren keineswegs unvereinbar mit neuen Denkansätzen, was die vielfältigen Rollen der Hebamme und des Geburtshelfers angeht: Wir machten uns damals schon Gedanken über den Einfluß der Bedingungen bei der Geburt auf die entstehende Eltern-Kind-Beziehung, und die übertriebene Medikalisierung der Geburt erschien uns bereits als ein Grund zur Besorgnis. Aber wir hatten manchmal das Gefühl, uns im luftleeren Raum zu bewegen und zu arbeiten.

[2] M. Fesneau: *Évolution de la mortalité périnatale dans une maternité de moyenne importance.* Dissertation, Tours 1973.

Kapitel 3: Leboyers Vorläufer

Dennoch, Leboyers Thesen sind nicht neu. Auch andere haben sie schon formuliert. Aber sie haben ihre Stimme in einem weniger günstigen Augenblick erhoben, erschienen nicht so »glaubwürdig« oder haben nicht laut genug geschrien. Wer waren diese Vorgänger?

Schon im 14. Jahrhundert hatte der Mönch Bartholomäus der Engländer begriffen, wie wichtig es ist, daß das Neugeborene ähnlich wie im Mutterleib in eine von milder Wärme durchtränkte Dunkelheit gehüllt bleibt: »Man soll es an einen dunklen Ort legen, wo es schlafen kann und seine Augen geschont werden.«[1] Im Hinblick auf die gewaltlose Geburt und das von Leboyer empfohlene Halbdunkel werden manchmal auch die Gebräuche auf der Osterinsel erwähnt, wo die Neugeborenen erst nach und nach mit dem Tageslicht Bekanntschaft machen; ihr Nachtgesicht soll daher außerordentlich scharf sein.

Die echte Vorläuferin Leboyers im 20. Jahrhundert ist jedoch Maria *Montessori,* die um 1930 über das Neugeborene geschrieben hat:

Es betritt die Welt der Erwachsenen mit seinen zarten Augen, die noch nie den Tag erblickt haben, mit seinen Ohren, die bislang vom Lärm verschont geblieben sind. Sein Leib, der noch nie einen Stoß erlitten hat, ist nun der brutalen Berührung durch die seelenlosen Hände des Erwachsenen ausgesetzt, der seine verehrungswürdige Zartheit nicht achtet ... also wir verstehen es nicht. Für uns ist es kein Mensch. Wenn es in unsere Welt tritt, wissen wir ihm keinen Empfang zu bereiten; und doch ist diese Welt, so wie wir sie geschaffen haben, ihm zugedacht, und es ist das Kind, das sie über unsere Fortschritte hinaus wird weiterführen müssen.[2]

Und 1954 konnte R. *Dextreit* zum Thema »Geburt und Traumatisierung« schreiben:

[1] Zitiert nach Chauchard, *Confrontation,* Nr. 28, 1975.
[2] M. Montessori: *L'enfant.* Gouthier Denoël.

Alle diese Pflegedienste, die man dem Kinde, sobald es da ist, angedeihen läßt, tragen nur dazu bei, es schon zu Beginn seines Lebens aus dem Gleichgewicht zu bringen. Es ist ein Schock, der das Kind auf der Welt erwartet, sogar eine ganze Reihe von Schocks.

Nach mehreren Monaten Aufenthalts in der Ruhe, dem Schweigen, der Dunkelheit und dem weichen Wohlbehagen im Mutterleib, kommt das Kind nun plötzlich und ohne Übergang in Lärm und Licht und in eine Umgebungstemperatur, die um 15 bis 20° niedriger ist als während seiner ersten neun Monate. Und als ob diese Sturzflut von Schocks noch nicht ausreichte, fügt man noch, als besondere Brutalität, das vorzeitige Durchschneiden der Nabelschnur hinzu.

Wie sollte das Neugeborene keinen Schaden nehmen, wenn es diesen plötzlichen Wechsel vom Dunkel ins Licht, von der Stille in den Lärm und vom Warmen ins relativ Kalte ertragen muß?...

Vielleicht könnten alle Kinder gleich von Geburt an »sehen«, wenn die Gewöhnung an das Licht besser geregelt würde. Wie oft dürfte Taubheit ihren Ursprung in einer Verletzung der Gehörsorgane durch allzu plötzlichen Lärm haben?

Statt daß man an all diese unerläßlichen Vorbeugungsmaßnahmen dächte, heftet man alle Aufmerksamkeit auf die Mikroben. Statt daß man sich bemühte, die wunderbaren natürlichen Immunitäten des Kindes zu hegen und zu pflegen, tötet man zunächst einmal sämtliche Mikroben, ohne sich zu fragen, was aus ihren im Blut weiter mitgeführten Kadavern werden kann. Kaum ist das Kind geboren, da wird es schon zum Schlachtfeld zwischen Natur und Laboratorium. Man säubert es mit »desinfizierenden« Lösungen, pudert es mit dem »antiseptischen« Talkum unseligen Angedenkens und träufelt ihm ein fürchterliches Ätzmittel, Silbernitrat, in die Augen, welches sein Augenlicht und seine Abwehrkräfte schwächt (vielleicht für immer), indem es eine große Zahl unendlich kleiner Wohltäter vernichtet.

Noch gar nicht gesprochen haben wir von jenen zugleich modernen und barbarischen Methoden, die darin bestehen, die Entbindung zu dem vom Arzt gewählten Zeitpunkt einzuleiten. Nicht mehr wir müssen für das Kind zur Verfügung stehen, sondern das Kind für uns, denn bei allen diesen Praktiken läuft es Gefahr, wenn sein erster Schrei verzögert wird, daß ihm durch Zerstörung von Nervenzellen nicht wiedergutzumachende Schäden zugefügt werden, deren Auswirkungen sich über sein ganzes Leben erstrecken werden...

Für heute wollen wir es bei dem – vielleicht überheblichen Anspruch bewenden lassen, die Aufmerksamkeit des Lesers auf einen Aspekt des menschlichen Problems gelenkt zu haben, das die Wissenschaftler gelöst zu haben meinen.[3]

[3] Auszug aus der Zeitschrift *Bionaturisme,* Nr. 6, Paris.

Wilhelm Reich[4] machte sich am Ende seines Lebens Gedanken über den Grund für diese Mißhandlung der Neugeborenen, diesen universalen Haß auf das Kind. Reich wendet sich an den »little man«, d. h. an den »normalen« Menschen, den »durchschnittlichen, gehorsamen, beschränkten, kranken, dummen Menschen«: »Wenn ich aber an die Neugeborenen denke, die du quälst, damit sie auch »normale Menschen« nach deinem Bilde werden, so habe ich Lust, dich mir noch einmal vorzunehmen, um dieses Verbrechen zu verhindern.« Reich weiß sehr wohl, daß der kleine Mann seine Liebesfähigkeit verloren hat. »Du kannst nur nehmen und raffen, du kannst weder geben noch schenken, denn die Grundhaltung deines Körpers ist die des Ansichhaltens, der Ablehnung und des Ärgers; Panik befällt dich, wenn du die ursprüngliche Regung der Liebe und des Sichhingebens spürst. Deshalb hast du Angst, zu geben ... deshalb nimmst du Reißaus vor der Wahrheit, kleiner Mann. Denn du hast Angst, sie könnte einen Reflex der Liebe in dir auslösen.« Die Intuitionen Reichs sind zu Ausgangshypothesen fruchtbarer Forschungsprogramme geworden. Reichs Hauptthese, die Grundlage der »Bioenergetik«, besagt, daß der Konflikt zwischen dem Trieb und seiner Unterdrückung, der sich hinter der Lebensgeschichte des Patienten und seinen sozialen Lebensbedingungen verbirgt, aus dem Körper abzulesen sei. Die jüngsten Arbeitshypothesen Goodfields zum Beispiel sind offensichtlich von den Schriften Reichs inspiriert. Goodfield sieht im Gedächtnis nicht ausschließlich eine Gehirnfunktion, sondern meint, daß alle Körperzellen eine Erinnerung an das bewahren, was sie einmal gespürt haben, bis zurück in die früheste Kindheit, die Zeit der Geburt oder des intrauterinen Lebens; sie erinnern sich an die Lust wie an den Schmerz. Um ihre Erinnerungen zugänglich zu machen, bedient sich Goodfield gleichzeitig der Hypnose und der Visualisierung von Temperaturschwankungen an der Körperoberfläche durch die »Thermographie«.

[4] W. Reich: *Listen, little man!* New York, Farrar, Straus and Giroux, 1948.

David *Cooper* macht sich Gedanken über den Prozeß der Erziehung. Er ist der Wegbereiter zu einer »Geburtsvorbereitung« im weitesten Sinne:

In der Tat haben wir es hier mit einer kritischen Erziehungsphase zu tun, wobei Erziehung allerdings in einem bivalenten Sinne gemeint ist. Wir haben es hier mit einer wechselseitigen Beeinflussung der Erziehung des zur Welt kommenden Menschen einerseits und der Erziehung der Mutter, des Arztes und der Hebamme andererseits zu tun. Die Erziehung, der sich die Erwachsenen unterziehen sollten, besteht in der unmittelbaren Aufgeschlossenheit gegenüber der Erfahrungswelt des Säuglings – der Erwachsene sollte es pragmatischen Resonanzen gestatten, bis zu seinen eigenen Geburtserfahrungen hinabzudringen. Meiner Ansicht nach werden uns diese Erfahrungen eher *abgelernt* durch den Prozeß einer äußerst bewußten Mißerziehung als daß sie verdrängt wurden im üblichen psychoanalytischen Sinne.

David Cooper fragt sich auch, wie wir das Erlebnis, auf die Welt zu kommen vergessen konnten, »eine Welt, die aus grellem, klinischem Licht besteht, aus pflichtbewußten, wenig begeisterten Händen, aus dem metallischen Klirren von Chrominstrumenten ...«[5]

Erinnern wir auch an die »humoristische« Darstellung, die Michel *Bataille* in *Soleil secret* gibt:

Man erstickt, man will nicht nach draußen, und da hat man vollkommen Recht, aber nichts zu machen, man wird halb erwürgt, die Seiten eingequetscht wie in einem Schraubstock, der Brustkorb halb plattgedrückt ... Endlich steckt man den Kopf hinaus. Uff! Ist das kalt. Es geht einem elend, man möchte krepieren ... Und nun, zum Empfang, als Freundschaftsbezeigung, um Ihnen klarzumachen, wie es auf diesem Planeten zugeht, auf den man ja nicht freiwillig kommt, wissen Sie, was der Arzt da macht? Er hebt sie an den Füßen hoch, beide Fersen in einer Hand, und mit der anderen verabfolgt er Ihnen ein paar Ohrfeigen ... oder eins auf den Hintern im Fluge, beide Methoden haben ihre Anhänger. Um einem atmen zu helfen, sagen Sie? Klar, später, aber man hat das noch nicht begriffen, weil man doch noch ganz blöd ist.

[5] D. Cooper: Der Tod der Familie. Reinbek, Rowohlt, 1974, S. 55f.

Können wir es wagen, unter Leboyers Vorläufern auch Joan *Grant*[6] zu nennen? Joan Grant ist ein in der angelsächsischen Welt sehr bekanntes Medium, und sie glaubt, alle ihre früheren Leben von der Antike bis in unsere Zeit nacherlebt zu haben. Ihr Ehemann, der Psychiater David Kelsey, ließ seine Patienten unter Hypnose ihre früheren Existenzen nacherleben und »entdeckte« dabei, daß die Psychosen und Neurosen in Wahrheit aus unbewußten Erinnerungen an frühere Existenzen herrühren.

Wir lesen in Grants und Kelseys Buch *Nos vies antérieures:*

Zumeist wird uns von Kind an der intime Kontakt von Haut zu Haut verweigert. Manchmal wird er auch verordnet, für bestimmte empfindliche Säuglinge, unter dem frostigen Etikett »TLC« (Tender Loving Care). Sehr wenige Kinder erfreuen sich des natürlichen Vorrechts, Liebkosungen zu empfangen, wenn sie nackt sind, nicht einmal von ihren Eltern. Kein Wunder, daß sie später dann mit einem solchen unbefriedigten Bedürfnis nach Zärtlichkeiten aufwachsen...

Und, in bezug auf die Geburt als solche:

Man müßte die Stimme senken, den Lärm der zu Boden fallenden Instrumente vermeiden und das Türenknallen. Es wäre eine Geste des Mitgefühls, wenn man das Licht dämpfte, sobald der Kopf des Kindes draußen ist... Das Baby sollte ganz nackt an die nackte Brust seiner Mutter gelegt werden. Ein Schirm um die Hüfte der Mutter könnte das Neugeborene schützen, wenn die Beleuchtung wieder verstärkt wird, damit die technischen Maßnahmen nach der Entbindung abgewickelt werden können. Das erste Bad darf seine Zeit dauern, dann aber muß das Baby wieder nackt zu seiner Mutter gelegt werden. Man sollte viel mehr mit ihm umgehen, besonders während des Stillens. Ich glaube, das Neugeborene sollte immer in Hörweite einer liebevollen Erwachsenen sein. Die Praxis mancher Entbindungsanstalten, in denen man die Säuglinge schreien läßt, bis sie erschöpft sind, hat nichts Empfehlenswertes...

Möge der seriöse Leser uns diesen Einschub verzeihen, und kommen wir nun auf das Werk von Rank[7] zu sprechen. Rank ist

---

[6] J. Grant, D. Kelsey: *Nos vies antérieures.* Albin Michel, Reihe »J'ai lu«, A. 297 (Engl.: »Many lifetimes«).
[7] O. Rank: *Das Trauma der Geburt.* Wien, 1924.

eigentlich keineswegs ein Vorläufer Leboyers, der ja vielmehr die zusätzliche Traumatisierung angreift, die zu dem Geburtstrauma nach der Geburt noch willentlich hinzugefügt wird. Nichtsdestoweniger muß man das »Trauma der Geburt« kennen, wegen seiner historischen Bedeutung innerhalb der psychoanalytischen Bewegung und weil es das erste Werk ist, welches den Beziehungen zur Mutter so viel Gewicht beimißt. Wir müssen darin den einen Aspekt einer Denkrichtung bei der Suche nach den biologischen Ursprüngen der Neurose sehen. Das »Dogma« Ranks geht von einer Beobachtung aus: In der Endphase der Analyse spiegelt sich regelmäßig der Heilungsvorgang im Unbewußten in der symbolischen Form der Geburt; es ist dies die Wiedergeburts-Phantasie, in der sich der Genesungswille des Patienten äußert. Der Patient betrachtet sich schließlich als das (im Geiste) neugeborene Kind des Psychoanalytikers. Die Analyse bewirkt letztlich, daß der Patient von der Heimsuchung durch das Geburtstrauma frei wird. Rank schreibt dem Geburtstrauma, seiner Verdrängung und seiner Wiederkehr fundamentale Bedeutung zu, im neurotischen Sichwiederholen, im Erwerb der symbolischen Fähigkeiten, in den moralischen Reaktionen, in der ästhetischen Idealisierung und im philosophischen Denken. Alle Werke des Menschen, sofern sie irgendeinen sozialen Wert darstellen, ja sogar die Menschwerdung des Menschen selbst, müssen Rank zufolge als Ergebnisse einer spezifischen Reaktion auf das Geburtstrauma verstanden werden. Wenn diese Thesen, die eher von einem Dichter als von einem Wissenschaftler stammen, auch anfechtbar sind, so haben sie zumindest doch das Verdienst, an die Phantasiewelt der Vorstellungen von jener unbekannten Realität heranzuführen, welche die Geburt umgibt. Phyllis Greenacre[8] hat in einer Studie über die Prädisposition zur Angst die Frage nach dem Verhältnis zwischen Geburt und Angst wiederaufgenommen, und sie erinnert daran, daß Freud selbst schon eine Kritik der Theorien

---

[8] P. Greenacre: *Trauma, Growth and Personality*. The International Psychoanalytical Library, London, 1953.

von Rank, dessen Auffassung er nicht teilte, geleistet hatte: Er glaube nicht, daß der Versuch Ranks uns die Antwort auf die Grundfrage der Neurose erbracht habe.

In jüngster Zeit hat uns Janov[9] mit seiner Entdeckung des »primären Leidens« dazu angeregt, die Bedeutung des mit der Geburt verknüpften Leidens neu zu bedenken. In der Primärtherapie ist das Leiden das Agens der Heilung. Ausdruck findet das Leiden in einem tiefen, unwillkürlichen Schrei, ähnlich einem Röcheln. Der Schrei kommt heraus, wenn die Abwehrmechanismen brüsk zerstört worden sind und der Patient plötzlich nackt vor dem Leiden steht, ganz und gar der Wahrheit preisgegeben. Manche Patienten konnten schon von den ersten Sitzungen an etwas nacherleben, was anscheinend ihre Geburt war[10]. Andere hatten »Urerlebnisse«, die immer weiter in ihre Vergangenheit zurückführten. Es ist heute noch schwer, die theoretischen Folgerungen aus der Primärtherapie in ihrer Reichweite zu beurteilen.

Niemand jedoch hat vor Leboyer so klar den Akzent auf das Geborenwerden, auf das, »was wir seinerzeit alle erlebt haben«, gelegt wie Bernard This[11]. Niemand hatte je so einfach das Verbum »naître«, geboren werden, als Titel über ein Buch geschrieben. Man muß die historische Bedeutung dieses gedankenreichen Werkes hervorheben, das This »mit Wörtern« zu schaffen vermocht hat, und dessen Gedanken mehr auf das Kind als auf die Mutter gerichtet sind, auf das Kind, das »kein Fabrikat (ist), kein von der Mutter erzeugtes Ding wie ein Kuchen, den man aus dem Ofen zieht. Es wächst heran, entwickelt sich und hat schon bei der Geburt etwas zu sagen, sogar wenn es stumm geboren ist, es sperrt den Mund auf, wenn es aus seiner Umhüllung heraus ist, und wenn es den ersten Schrei getan hat, atmet es. Und wenn das Gebären Sache der Mutter ist, die es aus ihren Leib herausbringt und es dem Vater

[9] A. Janov: *Der Urschrei.* Frankfurt am Main, Fischer, 1973.
[10] LSD, »Bioenergetik« und die traditionellen asiatischen Methoden sollen ebenfalls ein Nacherleben der Geburt ermöglichen.
[11] B. This: *Naître.* Aubier Montaigne, 1972.

hinstreckt, damit er einmal kurz lächelt, so ist die Geburt wahrhaftig Sache des Kindes.« Niemand hat besser als This das »Massaker an der heiligen Unschuld« zu inkriminieren gewußt: »Von der Nächstenliebe kann man immer reden, Vorträge und Kongresse veranstalten, die Welt der Konzentrationslager anklagen, die Sklaverei verdammen, den Kolonialismus, die Folter und die Ausbeutung des Menschen durch den Menschen, das gibt uns ein gutes Gewissen, doch was tun wir in unseren Familien, unseren Kindergärten und Krankenhäusern? Wer ist Herodes?...«

Kapitel 4: Einfühlendes Verstehen und rationales Verstehen

Und dann kam Leboyer.

Welches sind die bewußten und unbewußten Gründe, die uns bewogen haben, ein kleines, offenbar für das breite Publikum bestimmtes Buch zu lesen, es zu begreifen und ihm dann sogleich ein solches Gewicht beizulegen? Ohne Zweifel war das örtliche Klima besonders günstig. Im Grunde aber haben die Frauen uns geholfen, rasch zu verstehen. Gewiß, es gab auch manche Männer, die für das Buch von Leboyer empfänglich waren, vermutlich jene, deren Beziehungen zu anderen nicht von der Art sind, daß sie es nötig hätten, sich hinter der gemeinhin als männlich geltenden Haltung zu verbergen. Bezeichnend erschien uns jedoch, daß so viele Frauen, besonders schwangere, sofort und in solchem Maße von der Bedeutung des Werks von Leboyer überzeugt waren. Das erinnerte uns an jenes Vermögen, durch instinktive »Einsfühlung« zu verstehen, wie es Max Scheler beschrieben hat. Scheler[1] zufolge hat der durchschnittliche Erwachsene in der fortgeschrittenen Zivilisation diese Fähigkeit des Verstehens weitgehend verloren, die man beim Tier, beim Kinde, beim Träumer, bei bestimmten (neurotischen) Kranken, in der Hypnose und beim primitiven Menschen findet; die Frau jedoch verfügt (noch?) über ein Verständnisvermögen, das auf ihrem Mutterinstinkt beruht, während beim Manne, und besonders beim zivilisierten Manne, dieses Vermögen nur noch in ganz rudimentärer Form vorhanden ist. Dieses Vermögen der Einsfühlung geht zwar von der eventuellen Mutterschaft aus, kann sich aber über viele Bereiche erstrecken.

Nachdem wir so durch die Frauen aufmerksam gemacht worden waren, hörten wir Leboyer zu, wie er sich nicht als

---

[1] M. Scheler: *Wesen und Formen der Sympathie*. Bern, 6. Auflage 1973, Francke.

Gelehrter an unseren Intellekt, sondern an unser Gefühl wandte. Wir hörten ihm zu und ahmten ihn nach. Die Gesamtheit des Personals, das in der Hauptsache aus Frauen besteht, begriff schnell die Bedeutung der Wandlung, die eingetreten war. Dieses einfühlende Verstehen, das wir uns vielleicht nun zu eigen gemacht hatten, wurde ergänzt durch rationales Verstehen – ergänzt oder begleitet oder einfach im Nachhinein gerechtfertigt...?

Unser rationales Konzept geht aus von einem Grundgedanken, in dem, wie um ihn zu bestätigen, offenbar höchst unterschiedliche Disziplinen zusammentreffen: Die ersten Tage, die ersten Stunden nach der Geburt haben einen entscheidenden, unwiderruflichen Einfluß.

● Die Ernährungsspezialisten und Diätetiker zum Beispiel lehren uns, daß die Fettgewebe, über die das Neugeborene verfügt, die »Adipozyten«, nicht lange die Fähigkeit behalten, ihre Masse durch Zellvermehrung zu steigern. Fettleibigkeit ist also in gewissem Maße schon von den ersten Lebenstagen her determiniert.

● Die Endokrinologen sagen uns, daß das sexuelle Verhalten des Individuums wesentlich von der hormonalen Imprägnation in der Zeit kurz nach der Geburt abhängt. Wenn die Imprägnation durch das männliche Hormon ausreichend ist, so wird die Arbeitsweise des Hypothalamus, dieses primitiven »Reptilien«-Gehirns, welches das endokrine System beeinflußt, kontinuierlich, d. h. vom männlichen Typ sein. Bei unzureichender Imprägnation durch das männliche Hormon dagegen arbeitet der Hypothalamus zyklisch-diskontinuierlich, im Sinne des weiblichen Typs. Anders ausgedrückt, der Hypothalamus nimmt von der Geburt an seinen Geschlechtscharakter an. Es handelt sich hierbei um eine neuere Auffassung, deren Bedeutung nur ganz zu ermessen ist, wenn man die bevorzugte Stellung des Hypothalamus kennt, eines Bindeglieds zwischen dem Zentralnervensystem und dem endokrinen System. Allgemeiner gesagt, die Endokrinologie lehrt uns, daß bestimmte Verhaltensanomalien des Erwachsenen kurz nach der Geburt verursacht und programmiert werden können. Die Endokrinologie ist in der Lage, die echte Symbiose, die auch nach der Geburt noch zwischen Mutter und Kind besteht, objektiv nachzuweisen. So zieht jede plötzliche Schwankung der Kurve der Nebennierenhormon-Ausscheidung bei der Mutter eine oftmals parallele Schwankung der Kurve beim Kinde nach sich. Die Schule von Besançon hat gezeigt, daß wenn die Mutter »disponibel« war (Befriedigungs-/Agressionskoeffizient weit über 1), eine nahezu vollkommene Synchronisation bestand.

● Die Immunitätsforscher lehren uns, daß Streicheln bei neugeborenen Ratten die Erzeugung von Antikörpern fördert.[2]

● Die Neurophysiologen lassen die Bedeutung der ersten Stunden und Tage des extrauterinen Lebens darin erkennen, daß sie das menschliche Kind als einen Sonderfall darstellen, weil bei ihm die nervliche Unreife am längsten andauert, so daß die Umwelt den stärksten modellierenden und strukturierenden Einfluß ausüben kann. Sobald das Kind geboren ist, strukturieren Interaktionen die Entwicklung seiner Intelligenz und seiner Affektivität. Das Gehirn des Säuglings schließt seinen Reifungsprozeß erst in der sozialen Umwelt ab. Wenn auch das Neugeborene schon bei der Geburt eine bestimmte Anzahl von grauen Zellen besitzt (etwa 14 Milliarden, viermal so viel wie ein Schimpanse), so sind doch diese noch keineswegs miteinander verbunden, die »Verkabelung« muß fast vollständig erst hergestellt werden. Dieses außerordentliche Netz von Verbindungsfasern, das sich nach und nach mit einer Myelinschicht bedeckt, beginnt sich im 7. intrauterinen Monat zu bilden und ist etwa im Alter von 14 Jahren fertig. Die Neurophysiologen kennen die Auswirkungen der sehr frühen »Bahnung« des Gehirns durch Umweltreizung und die schwer-

---

[2] G. F. Solomon, S. Levine, J. K. Kraft: »Early Experience and Immunity«, *Nature,* Vol. 220, 23. Nov. 1969; G. F. Solomon, R. H. Moos: »Emotions, Immunity and Disease«, *Arch. of gen. psych.,* Vol. II, 1964. – Unnötig zu betonen, wie wichtig das Immunitätssystem bei Krebs, Infektionskrankheiten, Rheumatismen, Allergien, Nierenleiden usw. ist.

wiegenden Folgen von Gefühls- und Sinnesdeprivationen auf die spätere »epigenetische« Entwicklung. Bezeichnenderweise ist ein Physiologe wie Hans Selye der Ansicht, daß die Reaktion auf Streß nicht nur durch ein Übermaß, sondern auch durch das Fehlen äußerer Anreize physischer oder psychischer Art ausgelöst werden kann.

● Ein Gehörsforscher, A. A. Tomatis[3] hat auf seine Weise, im Rahmen einer Untersuchung über die Entwicklung der Gehörs-Funktion, die Wichtigkeit der Geburt unterstrichen. Vor der Geburt sind äußeres Ohr, Mittelohr und inneres Ohr auf dieselben Frequenzen abgestimmt, praktisch auf die des Fruchtwassers, die zum großen Teil oberhalb 8000 Hertz liegen.[4] Nach der Geburt findet eine wahre Schallgeburt statt: Äußeres und mittleres Ohr stimmen sich auf die Scheinwiderstände der umgebenden Luft ab, während das innere Ohr noch in seiner flüssigen Umgebung verharrt. Die ersten Stunden und Tage nach der Geburt sind ja eine Übergangsperiode, in der das Mittelohr und besonders die Eustachische Röhre noch Fruchtwasser enthalten, so daß mittleres und inneres Ohr zunächst noch auf dieselben Frequenzen, die der flüssigen Umgebung, abgestimmt bleiben. Nach dem zweiten Tage entleert sich die Eustachische Röhre von ihrem Flüssigkeitsgehalt; der Säugling verliert die Wahrnehmung der hohen Töne und hört fast nichts mehr. Nach und nach wird nun das Trommelfell schallempfänglich, um eine Achse zwischen 300 und 800 Hertz herum, das Kind erkennt insbesondere die Stimme der Mutter wieder und erlebt von neuem eine Schallwahrnehmung, die es auch schon während seines fetalen Lebens gekannt hat. Die Stimme der Mutter klingt zwar stark verändert, aber der Säugling erkennt Tonfall und Rhythmus wieder. Tomatis zufolge ist diese

---

[3] »Comment l'enfant naît aux sons«, Interview mit A. Gerber, in der Zeitschrift *Son,* Nr. 32, November 1972.

[4] Wir referieren Tomatis hier als den Pionier, der die Fragen neu gestellt hat. Die von ihm angegebenen Zahlenwerte jedoch wurden weithin bestritten, insbesondere von Frau M. C. Busnel vom Laboratorium für Schallphysiologie des Institut national de recherches agronomiques (INRA).

»Stimmnahrung« für unsere Strukturierung zum Menschen ebenso notwendig wie die Muttermilch, die wir aufnehmen. Es gibt eine »ideale akustische Bahnung«, von der nicht nur unsere Art, zu hören, sondern auch unsere Art, zu sprechen und zu lesen, eng abhängig sind.

● Der Musikwissenschaftler Walter Howard[5], der zahlreichen Entbindungen beigewohnt und viele Neugeborene beobachtet hat, ist der Ansicht, daß die ersten Gehörseindrücke die wichtigsten seien.

● Die Ethnologie ermöglicht es, ein Verhältnis zwischen der Einstellung einer Gesellschaft zu den Kindern und dem Ausmaß der zwischen den Erwachsenen zu beobachtenden Gewalttätigkeiten anzugeben. James Prescott[6] hat in diesem Sinne die Verhaltensweisen von 49 primitiven Gesellschaften verglichen. Seine Untersuchung kommt zu dem Ergebnis, Gewalt sei nicht zu verhindern, wenn man sich nicht die entscheidende Bedeutung bewußt mache, die von frühester Kindheit an dem körperlichen Vergnügen allgemein, insbesondere den Lustempfindungen des Berührens, des Kontakts und des Sichbewegens zukomme.

● Die Psychoanalyse hat von der Natur ihres Gegenstandes her in der Bedeutung der frühesten Kindheit ihren Daseinsgrund. Seit Freud wird anerkannt, daß der bewußte Teil der Psyche sich vom Unbewußten aus entwickelt, und Freud konnte die Rekonstruktionstätigkeit des Analytikers mit der eines Archäologen vergleichen. Freud selbst hatte der analytischen Beobachtung des Kindes in dem berühmten Fall des kleinen Hans den Weg bereitet und zu ähnlichen Studien angeregt, in der Hoffnung, therapeutische und pädagogische Anwendungsmöglichkeiten daraus herzuleiten. Alle Forscher, die diesen Weg gegangen sind, haben Freuds Entdeckungen bestätigt und den ersten Tagen und Stunden des Lebens immer größeres

---

[5] W. Howard: *La musique et l'enfant.* Paris, Presses Universitaires Françaises, 1952.
[6] »Body pleasure and the origins of violence«, *Bulletin of atomic scientists,* November 1975.

Gewicht beigemessen. Melanie Klein hat gezeigt, wie wichtig die allererste Objektbeziehung des Kindes zur Mutterbrust[7] und zur Mutter ist, und sie hat uns zu verstehen geholfen, daß die Komplexität einer zur Reife gelangten Persönlichkeit nur von der Psyche des Neugeborenen und ihrer Entwicklung im ganzen Lebenslauf her zu erfassen ist. Melanie Klein versteht die verschiedenen Stadien der libidinösen Entwicklung weniger im Sinne einer Abfolgebeziehung als vielmehr im Sinne eines wechselseitigen Sichdurchdringens. Sie schreibt schon dem Kleinkind ein sehr viel organisierteres Ich zu als Freud, und sie zeigt, daß schon das Neugeborene sehr lebhaften Ängsten ausgesetzt ist, denen es dank seiner bereits entwickelten Abwehrmechanismen standhalten kann. Der Ödipus-Komplex wäre so der Höhepunkt eines langen Prozesses, dessen Anfänge bis in die ersten Augenblicke libidinöser Organisation zurückreichen, d. h. bis zur Geburt. Winnicott hat mit seinen Analysen und seiner Terminologie einen weiteren nützlichen Beitrag zum Verständnis der Mutter-Kind-Beziehung geleistet; insbesondere hat er die außerordentliche Bedeutung ihrer allerersten Phasen hervorgehoben. Die Mutter hat während der ersten Stunden und Tage die Aufgabe, die »Illusion« zu erwecken, daß ihre Brust ein Teil des Kindes sei, indem sie sich ihm zu Anfang fast »hundertprozentig« anpaßt. Später muß die Mutter dann nach und nach das Kind desillusionieren, aber das wird ihr nur in dem Maße gelingen, als sie ihm zuerst einmal genug Möglichkeiten der Illusion gegeben hat.

Anders ausgedrückt, das Kind erwirbt von Geburt an eine gewisse Fähigkeit oder ein gewisses Bedürfnis, zu lieben, und ausgehend von dieser Fähigkeit wird später die Brust geschaffen und neugeschaffen. Die gute Mutter ist also eine Person, die

---

Das Wort »Brust« wird von den Psychoanalytikern in einem sehr weiten Sinne gebraucht. Es bezeichnet nicht nur das Körperorgan, sondern allgemein die Technik der mütterlichen Pflege. Es ist nicht unmöglich, daß eine Mutter auch dann »gut genug« ist (so wie es die Analytiker definieren), wenn sie ihr Kind mit der Flasche ernährt.

sich zu Anfang vollkommen den Bedürfnissen des Kindes anpaßt; später kann sich diese Angepaßtheit verringern, sobald das Kind fähig wird, eine Unangepaßtheit hinzunehmen und die Folgen der Frustration zu ertragen. Diese Theorie eines Prozesses von Illusionsbildung und Desillusionierung erlaubt es, zu verstehen, warum die Folgen unzulänglicher Mutterpflege im entscheidenden ersten Stadium später nur noch schwer zu beheben sind. In Frankreich hat Françoise Dolto den Akzent auf die Bedeutung der ersten Atemzüge gelegt und das Atmungsstadium besonders untersucht. Von den ersten Stunden an wird das Neugeborene von einer Unmenge von Sinneseindrücken überflutet, hauptsächlich des Geruchs- und des Tastsinnes, und dies ist seine Art des Umwelterkennens. »Die gute Milch« – das ist zugleich auch der Geruch der Mutter und das taktile Wohlsein.

● Wenn die Psychoanalyse bis zur Mitte des Jahrhunderts fast die einzige Wissenschaft war, welche die früheste Kindheit untersuchte, so ist dies anders geworden seit dem Aufschwung der Ethologie, die sich auf Tierbeobachtungen stützt und manchmal auch experimentelle Untersuchungen vornimmt. Allerdings dürfen wir die Begriffe der Ethologie nicht blindlings anwenden, sonst erliegen wir einer Versuchung, die man als die einer »zoomorphen« Sichtweise bezeichnen könnte. Wir können hier wohl Analogien sehen, aber keine Ähnlichkeiten zwischen den »tierischen Modellen« und dem menschlichen Verhalten voraussetzen. Der Unterschied zwischen Tier und Mensch liegt darin, daß sich der tierische Verhaltens-Kode nach einer Periode des Lernens verfestigt, in Form eines der jeweiligen Gruppe eigentümlichen Rituals. Der Kode des Menschen dagegen ist ständig in Entwicklung, denn es findet eine Verarbeitung, eine Verbegrifflichung mit Hilfe der Sprache statt. Eines der auffälligsten Merkmale unserer Epoche ist das Verständnis der Sprache als »Schlüssel« zum Menschen und zur Sozialgeschichte. Die Ethologen unterstreichen in ihrer Sprache und mit ihren spezifischen Forschungsmethoden, wie unabänderlich determinierend die ersten Umwelterlebnisse sind, die in der empfänglichen Reifungsperiode des Nervensystems ihre Spuren hinterlassen. Sie führen hierfür den Begriff der »Prägbarkeits-Perioden« ein. So kann die Dohle, wenn sie während der Periode ihrer »Prägbarkeit« (13–16 Stunden nach dem Ausschlüpfen) von einem Menschen ernährt wird, zwar normal mit anderen Dohlen zusammenleben, während der Paarungszeit aber zeigt sie keine sexuellen Empfindungen, es sei denn für einen Menschen, und sie kümmert sich nicht um Partner aus der eigenen Gattung. Die Ethologen stellen die seit langem vernachlässigte Verbindung zwischen tierischer und menschlicher Kindheit wieder her und leisten damit auf ihre Weise einen Beitrag zum Verständnis der Ursprünge der Affektivität. Diejenigen Psychologen, die sich der ethologischen Konzepte bedienen, betrachten die affektive Bindung[8] nicht als umweltgestütztes Lernergebnis, sondern als primäres Bedürfnis: Beim Neugeborenen geht das Bedürfnis nach Kontakt, nach Nähe zur Mutter dem Hunger voraus. Allgemeiner ausgedrückt, auffällig war für die Ethologen bei der Beobachtung von Vögeln, Säugetieren und vor allem Primaten das Auftreten von Verhaltensformen, die von physiologischen Bedürfnissen unabhängig sind und deren Funktion eine soziale ist. Die immer größere Zahl der Tierversuche, bei denen Mutter und Kind getrennt werden, hat bestätigt, daß der Verlust der Mutter, ganz wie beim menschlichen Kinde, zu Störungen führt, die irreversibel sein können. Marshal Klaus hat gezeigt, daß es zu Beginn des Lebens eine Periode hoher Empfindlichkeit gibt, während derer die Trennung besonders schädlich ist. Beim Schaf und bei der Ziege treten definitive Störungen der Mutterpflege schon dann ein, wenn Muttertier und Junges unmittelbar nach der Geburt nur für wenige Stunden getrennt werden. Beiläufig wollen wir darauf hinweisen, daß Klaus auch die langfristigen Wirkungen frühzeitiger Trennung in der menschlichen Gattung untersucht hat. Er unterschied unter Müttern von Frühgeborenen, die ihre Kinder

[8] R. Zazzo und 11 Koautoren: *L'attachement*. Delachaux et Niestlé, Reihe »Zethos«.

in ein Behandlungszentrum gaben, drei Gruppen: Die einen durften ihre Kinder ab deren 5. Lebenstag nicht mehr besuchen, die anderen ab dem 20. Tag und eine dritte Gruppe ab dem 40. Tag; eine Kontrollgruppe gab die Kinder nicht in das Zentrum, doch erhielten die Kinder eine liebevolle Zuwendung pro Tag von seiten der Kinderschwester. Unnötig zu sagen, daß zwischen den drei Gruppen bemerkenswerte Unterschiede auftraten.[9] Die ersten Stunden nach der Geburt haben also auch nach Ansicht der Ethologen entscheidenden und irreversiblen Einfluß auf die Zukunft des Individuums.

Wenn die ersten Stunden von solchem Gewicht für die Zukunft des Einzelnen sind, welchen Einfluß haben sie dann auf die Zukunft der Gattung? Auch hier können eher die experimentelle Psychologie und die Ethologie als die klinische Beobachtung eine Antwort geben, indem sie herausstellen, wie die Fähigkeit zur Mutterpflege, die archaischste Form der Liebesfähigkeit und damit aller menschlichen Beziehungen überhaupt, erworben und von Generation zu Generation weitergegeben wird:

Die Liebesfähigkeit wird schon sehr früh erworben, gleich nach der Geburt. Frauen lernen die Mutterpflege schon bei ihrer eigenen Geburt.

Das mütterliche Verhalten vererbt sich von der Mutter auf nicht-chromosomische Weise auf die Tochter; es wird von Generation zu Generation weitergegeben.

Wenn der Mutterinstinkt gestört ist, so bleiben dennoch die Nachwirkungen nicht aus und die Traumatisierungen werden ebenso von der Mutter auf die Tochter weitergegeben.

Auf die volle Bedeutung der Arbeit des Ethologen Harlow[10] hat R. Zazzo hingewiesen, für den das Jahr 1958 den Augenblick eines »denkwürdigen Zusammentreffens zwischen der Psychologie der Kindheit und der Ethologie« darstellt. In

---

[9] M. Klaus und J. Kennell: »Mothers separated from their newborn infants.« *Ped. Clin. N. Amer.,* 17:1015, 1970.
[10] H. F. Harlow: »The nature of love«, *American Psychologist,* 13, 1958, S. 673–685.

diesem Jahr hatte nämlich gleichzeitig Bowlby[11], Psychoanalytiker und bekannt durch seine Arbeiten über Störungen beim Kinde infolge unterbliebener mütterlicher Pflegeleistungen, eine Kritik vorgelegt, welche die herkömmlichen Auffassungen überwand. Harlow hatte sich auf die Beobachtung junger Rhesusaffen spezialisiert. Seine Untersuchungen über die Wirkungen künstlicher Mütter gehören zu den aussagekräftigsten: Die kleinen Affen wurden von »Ersatz-Müttern« aufgezogen, Drahtgestellen, die im einen Falle »nackt«, im andern Falle mit Frotteestoff bespannt waren. Die Milch wurde ihnen von diesen Ersatz-Müttern gespendet, die Tag und Nacht für das Junge da waren, niemals ungeduldig oder wütend wurden, sie nicht wiegten, sich nicht rührten, immer gleich rochen und keinen Laut von sich gaben. Harlow konnte so die Bedeutung des Sichanschmiegens und die relative Bedeutung von mütterlicher Zuneigung und Bindung an die Altersgenossen untersuchen. Nach dreimonatiger Isolierung blieben manche der Affen am Leben und konnten durch eine Art von Gruppenpsychotherapie »gerettet« werden, d. h. durch Kontakt mit anderen kleinen Affen ihres Alters. Am wichtigten ist, daß manche der auf diese Weise aufgezogenen, experimentell traumatisierten und dann durch die »Gruppentherapie« gerettete Weibchen ihrerseits Mutter werden konnten. Zwar wiesen manche jede sexuelle Annäherung zurück und manche wurden zwar trächtig, hatten aber Fehlgeburten, doch einige konnten ihre Schwangerschaft auch austragen. Man konnte nun das Verhalten dieser in der Kindheit durch Fehlen der Mutter traumatisierten Weibchen gegen ihre eigenen Kinder beobachten: Manche waren gleichgültig und passiv wie die Ersatz-Mütter, manche waren aggressiv und zerschmetterten ihren Kleinen den Kopf auf dem Boden, da sie ihr Geschrei und Herumtoben nicht ertragen konnten, und manche brachten auch noch ein zweites Junges zur Welt, gegen das sie sich dann »normal« oder überprotektiv verhielten.

[11] J. Bowlby: »The nature of the child's tie to his mother«, *International Journal of Psycho-Analysis,* 39, 1958, S. 350–373.

Diese Daten aus Tierversuchen wurden durch zahlreiche andere Arbeiten bestätigt. Als Beispiel können die Arbeiten von C. Kaufman und L. Rosenblum über die Trennung von Mutter und Kind bei Pavianen und Schweineschwanz-Makaken gelten. Wo es jedoch um die Zukunft der Gattung geht, müssen wir uns vor einer zoomorphen Sichtweise hüten: Die Bedeutung der Sprache, des Werkzeugs, das bei der Ausgestaltung und Weitergabe kultureller Erscheinungen mitwirkt, verbietet alle übereilten Extrapolationen.

Wir gelangen nun zum Kulminationspunkt des rationalen Verstehens, welches das einfühlende Verstehen, zu dem uns Leboyer verholfen hatte, begleitet und gerechtfertigt hat.

Sofern man Freuds Dialektik der Kultur zustimmt, derzufolge die Menschenmassen, »sich libidinös miteinander vereinen« müssen; sofern man zugibt, daß sich die Liebe als wichtigste, wenn nicht die einzige kulturelle Kraft erwiesen hat, die einen Übergang vom Egoismus zum Altruismus bewirkt; sofern man als Forderung anerkennt, daß neue ökonomische und politische Strukturen die Rivalitäten und den Haß nicht verringern werden, wenn ihnen der Geist der Liebe nicht innewohnt, so versteht man, wie wichtig es ist, zu erkennen, auf welche Weise die Liebesfähigkeit, die Fähigkeit zur Mutterpflege, von Generation zu Generation weitergegeben werden. Wissen die Geburtshelfer überhaupt, wie groß wahrscheinlich ihre Verantwortung für diese Weitergabe der Liebesfähigkeit zwischen den Generationen ist?

● Auch die psychosomatische Medizin, oder vielmehr die psychosomatische Erklärung bestimmter Krankheiten, zeigt uns den entscheidenden Einfluß der frühesten Kindheit, der allerersten Eltern-Kind-Beziehung. Meine Berufstätigkeit als Chirurg hat mir Gelegenheit gegeben, mich besonders im Hinblick auf das Zwölffingerdarmgeschwür (Ulcus duodeni) mit den Grundbegriffen der psychosomatischen Medizin zu befassen. Zwar können mehrere Theorien die Rolle des Nervensystems bei der Pathogenese des Ulcus erklären. Aber man kann sagen, daß Pawlows kortikal-viszerale Theorie,

Selyes Theorie vom »Anpassungssyndrom« und die Theorie von den ulcusanfälligen Persönlichkeitstypen, ohne das sie geradezu falsifiziert wären, doch überschattet und überwunden worden sind von der Psychoanalyse, insbesondere von der Theorie Alexanders[12], auf die einzugehen hier unerläßlich ist. Alexander hat gezeigt, daß nicht der Persönlichkeitstyp, sondern die typische Konfliktsituation das Entscheidende ist. Das Interessante und Besondere an seiner Theorie ist, daß sie die orale Phase der Libido-Entwicklung berücksichtigt: In der ersten libidinösen Phase empfindet das Neugeborene Lust, wenn es gesäugt wird, und in diesem Stadium der Abhängigkeit von der Mutter werden Gesäugt- und Geliebtwerden eins. Später kann der Wunsch, in der Situation infantiler Abhängigkeit zu verbleiben, geliebt und umsorgt zu werden, in Konflikt mit dem erwachsenen Ich geraten, mit dessen Stolz und Unabhängigkeitsstreben. Manche Patienten versuchen, dem Konflikt zu entgehen, indem sie sich vermittels eines Regressionsmechanismus in eine abhängige Situation flüchten. Nun ist aber zumeist eine Rückkehr zu etwas, das als schützende und nährende Mutter dienen könnte, nicht möglich. Es scheint, daß die Frustration der Abhängigkeitswünsche, der Suche nach Zuneigung und Versorgung, der wichtigste Faktor in der Pathogenese des Ulcus ist. Dieser Abhängigkeitswunsch verwandelt sich aufgrund des infantilen Verhältnisses von Liebe und Nahrung in einen Wunsch, gefüttert zu werden, der über die neuro-vegetative Bahn des Vagusnervs[13] eine ständige Reizwirkung auf den Magen ausübt (Störungen der gastrisch-duodenalen Motilität und Störungen in der Magensaft-Sekretion).

Diese Interpretationen von Alexander sind in psychoanalytischen Kreisen manchmal kritisiert worden, z. B. von Grinker; sie wurden auch manchmal verbessert oder ergänzt, z. B. von Ziwar und Marty; immer aber wird an sie angeknüpft. Das

[12] F. Alexander: *Psychosomatische Medizin.* Berlin, de Gruyter, 1951.
[13] Nervenbahn, die über die pneumogastrischen Nerven oder Vagusnerven verläuft.

ausführlichste Werk über das Verhältnis zwischen der Psychoanalyse und den Magen- und Zwölffingerdarmgeschwüren ist
das Buch von Angel Garma[14], das von den Lehren Melanie
Kleins beeinflußt ist. Anhand eines konkreten Falles, der drei
Jahre lang mit fünf Sitzungen pro Woche psychoanalytisch
behandelt wurde, zeigt Garma einige unbewußte Prozesse auf,
die das Ulcus auslösen, und führt seine Theorie von der
»internalisierten schlechten Mutter« aus, die bei einem Patienten im Zustand unbewußter oraler und gastrointestinaler
Triebregression aggressiv auf den Verdauungstrakt einwirke.
Die Vorstellung von der Mutter wirke wie ein giftiges Nah-
rungsmittel. Garma erinnert hier an die Verse von Ch. *Lawson,*
der vollkommen begriffen hatte, daß »all dies von der Brust
meiner Mutter herrührt«:

> I cannot eat but little meat
> My stomach is no good.
> The pain I get and oft repeat
> Depends upon my mood.
> I've always had a strong conceit.
> I cannot tolerate defeat
> It all dates back to mothers teat
> and acids all my food.[15]

Welches auch die Einzelheiten dieser zahlreichen Interpretationen und die an die ursprüngliche Theorie von Alexander
anknüpfenden Varianten sein mögen, hinsichtlich der Bedeutung der allerersten Mutter-Kind-Beziehung für die Pathogenese des Ulcus ist kein Zweifel möglich. Ist nun den Gynäkologen und den Mitarbeitern der Geburtshilfe-Stationen ihr
Anteil an Verantwortung in einem so genau bekannten Kapitel
in der Pathologie des Erwachsenen jemals bewußt gewesen?
Manche Aspekte der Ulcuskrankheit sind noch geheimnisvoll,

---

[14] A. Garma: *La psychanalyse et les ulcères gastroduodénaux.* Paris, Presses
Universitaires Françaises, 1957.
[15] »Ich kann nur wenig Fleisch essen/ Mein Magen ist nicht gut./ Die
Schmerzen, die ich oft habe/ kommen aus meiner Stimmung./ Ich hatte
immer viel Stolz./ Ich kann Niederlagen nicht ertragen/ All dies rührt her
von Mutters Brust/ Und versäuert all mein Essen.«

besonders die langfristige Entwicklung des ins Bauchfell durchgebrochenen Zwölffingerdarmgeschwürs bei konservierender Behandlung oder, besser, die Entwicklung des Ulcus-Kranken nach dem Drama eines Durchbruchs. In allen Entwicklungsstadien der chirurgischen Techniken, ob im Jahre 1925 oder 1975, hat es immer einige Chirurgen gegeben, die von der Beobachtung berichteten, daß die meisten Kranken geheilt würden, wenn man sie nach dem Durchbruch mit einer einfachen Naht behandelte: »Das durchgebrochene Ulcus ist ein totes Ulcus«, sagte Mayo Robson; »ein durchgebrochenes Ulcus steht am Ende seiner Entwicklung«, sagte Lagoutte. Immer hat es aber auch eine große Anzahl Chirurgen gegeben, die in den Monaten nach dem Durchbruch den radikalen sekundären Eingriff so oft notwendig fanden, daß sie, im Gegenteil, schon gleich zu Anfang den radikalen Eingriff empfahlen, und das hieß früher Gastrektomie (Entfernung des Magens), später Gastrektomie oder Vagotomie (Vagusdurchtrennung).

Ich persönlich habe auf der chirurgischen Station eines kleinen Provinzkrankenhauses von 1963 bis 1968 22 Fälle von ins Bauchfell durchgebrochenem Duodenalulcus mit der einfachen Naht behandelt; alle diese Patienten wurden auf Spätfolgen nachuntersucht, und nur bei einem einzigen mußte ein sekundärer Eingriff durchgeführt werden. Dagegen wird in den meisten großen Universitätskliniken immer mehr der radikale Eingriff gleich zu Anfang empfohlen.

Wir sind versucht, eine Beziehung zu sehen zwischen der unendlichen Vielfältigkeit der psychologischen Klimata, die den wegen Ulcus-Durchbruchs eingelieferten Kranken umgeben können, und den in ungewöhnlichem Maße divergierenden Beobachtungen, die von verschiedenen Chirurgen, die sich für die Zukunft des Kranken nach dem Durchbruch interessiert haben, mitgeteilt werden.

Kann es sein, daß das Drama des Durchbruchs (eine wahre Wiedergeburt?) vor allem gute »Mutterpflege« erfordert? Kann man dieses gastrische Drama als eine Krisenperiode mit gesteigerter Reaktivität und wichtigen emotionalen Umschichtungen betrachten? Und kann es sein, daß die anonymen Chirurgen-Teams in den Notaufnahme-Stationen der großen Klinik-Zentren mehr Schwierigkeiten haben als wir, für den Ulcus-Kranken anläßlich dieser wichtigen Etappe in seiner psychischen Entwicklung ein günstiges therapeutisches Klima zu schaffen?

Wenn wir das Zwölffingerdarmgeschwür als typisch für eine »Somatoneurose« behandelt haben, so deshalb, weil die Chirurgie mit dieser Krankheit oft zu tun hat und weil ihr psychisches Mitbedingtsein besonders gut untersucht ist.

Im Grunde wurden die typischen Störungen aus der Mutter-Kind-Beziehung in der Ursprungsphase aller Somatoneurosen entdeckt, und es wäre nur berechtigt, zum Beispiel auf die Arbeiten von Alexander, Schellac oder von Murray und Mahoney über Darm-Ulzerationen hinzuweisen. Die gesamte »psychosomatische Medizin« würde es verdienen, unter Berücksichtigung des Faktors »Bedingungen der Geburt« neu aufgebaut zu werden.

In diesem Sinne ist es fraglich, ob es bei dem theoretischen Vakuum wird bleiben können, in dem sich die Erscheinungen des Alkoholismus und der Drogensucht (Toxikomanie) befinden, wenn erst die herkömmlichen Bedingungen bei der Geburt tausendfach angegriffen und die Überlegungen zur ersten Phase der Mutter-Kind-Beziehungen weiter vermehrt worden sind. Wird die herrschende Ideologie der Mediziner dann immer noch auf »Schuld« oder »Krankheit« beharren können? Werden der Drogensüchtige und der Alkoholiker dann immer noch entweder als dem Laster ergebene Individuen oder aber als Opfer einer Ernährungs- und Stoffwechselkrankheit gelten? Hören wir, was jene zu sagen haben, die vielleicht begriffen hatten, vor mehr als fünfzig Jahren? Groddeck konnte schon beiläufig schreiben, in bezug auf einen Patienten, der als kleines Kind von einer Amme gestillt worden war: »Er hat sich dem Trunk ergeben, ein Schicksal, das oft jenen vorbehalten ist, die schon in den ersten Wochen ihres

Lebens gezwungen waren, auf Liebe zu verzichten.« Eigentlich war es Sandor Radö, der um das Jahr 1923 die Idee einer besonderen toxikomanischen Struktur formuliert hat, und er hat als erster versucht, den Mechanismus zu analysieren, der zum wiederholten Nehmen der Droge führt, indem er sich fragte, welcher Persönlichkeitstyp dazu gebracht werden könne, Drogen zu nehmen. Seine Untersuchung der »Pharmakothymie« leitete ihn zu dem Problem der oralen Erotik hin und zu der Entdeckung, daß der Erregungsvorgang in der oralen Erotik nicht auf die Mundzone als somatischer Herd begrenzt bleiben könne. Von daher gelangte er zu dem Schlüsselbegriff eines »Nahrungsorgasmus«, um den herum sich die genitalen Phantasien gruppieren, die in den Bereich der kindlichen Sexualtheorien gehören. Sandor Radö glaubt herausgefunden zu haben, daß die psychischen Äußerungen der Oralerotik auch in denjenigen Fällen von Drogengewöhnung vorhanden seien, in denen die Drogen nicht durch den Mund eingenommen würden.

Allgemein spricht heute alles für die Annahme, daß die zur Drogengewöhnung prädisponierenden Faktoren sehr weit in der Vergangenheit, in den primitivsten Stadien der libidinösen Entwicklung zu suchen sind. Wenn die »Pharmakothymie« allgemein zu den wichtigsten aktuellen Weltproblemen gehört, so geht sie zugleich auch immer direkter die Geburtshelfer an, die immer besser die Pathologie der neugeborenen Kinder drogenabhängiger Mütter kennenlernen. Zu betonen ist die Häufigkeit dieser Pathologie in den technologisch fortgeschrittenen Ländern, denn dies betrifft sowohl die gegenwärtige als auch die künftige Generation: Amerikanische Untersuchungen haben gezeigt, daß schwangere Frauen im Durchschnitt während ihrer Schwangerschaft 4 bis 5 Medikamente einnahmen, von denen 80 Prozent nicht von einem Arzt verordnet wurden. Die Geburtshelfer kennen das »Durchtränkungs-Syndrom« bei der Geburt von Kindern, deren Mütter Mittel zur Beruhigung des Zentralnervensystems oder morphiumhaltige Medikamente genommen haben: Die Atemtätigkeit ist unzulänglich, Hypotonie, Hyporeflexie und eine Neigung zu Hypothermie treten auf, die eine komplizierte und langwierige Beatmung im Kreißsaal erfordern können. Die Neugeborenen drogenabhängiger Mütter sind oft sehr hypothrophisch und anfällig für plötzlichen Blutzuckerabfall. Kinderärzte kennen das Entzugs- oder Entwöhnungssyndrom, das immer erst nach einer gewissen Latenzperiode auftritt und sich in Störungssymptomen des Gehirns und der Verdauung äußert, bei denen das Überleben des Kindes gefährdet ist. Unnötig, auf die emotionalen und psychomotorischen Störungen hinzuweisen, von denen auch noch die Geretteten bedroht sind. Wenngleich die Untersuchung der Toxikomanien oder »Pharmakothymien« immer wieder auf das vorrangige Problem des Alkoholismus hinführt, so sind doch der Gebrauch »medikamentöser« Drogen, von Betäubungsmitteln unterschiedlicher Herkunft und andere Intoxikationen mit alltäglicher Frequenz ähnlich zu verstehen. Wir denken hier an den Tabak-Konsum. Auch hier besteht wieder ein großes theoretisches Vakuum, aber es unterliegt keinem Zweifel, daß sich die Aufmerksamkeit der oralen Phase der Libido-Entwicklung wird zuwenden müssen.

Es ist klar, daß alle Ausdrucksformen von Störungen zu betrachten wären, die sich auf die psychosomatische Gesamtökonomie erstrecken. Im Rahmen unserer Überlegungen, in denen es uns darum geht, den Eros in den Kreißsaal einzuführen, können wir nicht umhin, auch von dem Liebesleben des Erwachsenen zu sprechen und von jenem riesigen und aktuellen nosologischen Bereich der sexuellen Störungen, wie sie so oft bei der Frau (Frigidität, Vaginismus, Unbefriedigtsein) und beim Manne (Impotenz, vorzeitige Ejakulation) zu beobachten sind.

Noch einmal ist bei diesem Thema auf die Bedeutung der Arbeiten von H. und M. Harlow hinzuweisen. Sie weisen uns den Weg zu einer wirksamen Prophylaxe im Bereich der funktionalen Sexualpathologie. Harlows Affen, die zu Beginn ihres Lebens von Ersatzmüttern großgezogen wurden, zeigen im Erwachsenenalter sexuelle Störungen. Auch die Dohlen, die nach dem Ausschlüpfen 13 bis 16 Stunden lang von einem Menschen ernährt wurden, zeigen im Erwachsenenalter sexuelle Regungen nur für einen Menschen. Die psychoanalytischen Deutungen führen zu denselben Folgerungen. Im Anschluß an Abraham versichern die Psychoanalytiker, daß insbesondere die vorzeitige Ejakulation eine Fixierung auf die Harnerotik bedeute. Diese libidinöse Fixierung wird gewöhnlich durch Bettnässen und Masturbation aufrechterhalten. Sie führt zu einer unbewußten Gleichsetzung des Spermas und des Urins, was einen Wunsch nach sofortiger Entleerung weckt, sobald der Druck spürbar wird. All dies bedeutet, daß dort, wo die ejaculatio praecox auftritt, die aktive, aggressive Komponente des Geschlechtstriebs nicht mit der primären Tendenz zur passiven Ausscheidung integriert worden ist; diese Integration ist aber notwendig, um den Primat der Genitalität, des Penis, durchzusetzen. Allgemeiner ausgedrückt bedeutet dies, daß Impotenz, vorzeitige Ejakulation und alle »erotischen Dysfunktionen« ihre tiefste Wurzel in gestörten Beziehungen zur Mutter haben. Mme Dreyfus-Moreau[16] konnte daher ihre Ausführungen zur Mitverantwortung der Frau für die männliche Impotenz in einem Satz zusammenfassen: »Gebt uns gute Mütter, und wir werden keine impotenten Ehemänner mehr haben...« Dieser Aphorismus wirft auch das Problem der begrenzten Nützlichkeit und der Ziele einer Sexualaufklärung oder Sexualerziehung auf, die immer erst in sehr späten Phasen einer schon weit fortgeschrittenen sexuellen Entwicklung erfolgt. Gewiß, wir wollen nicht die Bedeutung einer Pädagogik leugnen, die mehr in Anregung als in Belehrung bestünde, die den Heranwachsenden die Möglichkeit gäbe, Fragen zu stellen und sich auszusprechen, die ihnen Verantwortung überträge – es ist nur ratsam, die begrenzten Zielsetzungen einer solchen Pädagogik festzustellen. Eine Form der Sexualerziehung verdient jedoch hervorgehoben zu werden: Es handelt sich hier vielleicht sogar um die einzig wahre Sexualerziehung,

---

[16] Congrès international de sexologie médicale, Paris, Juli 1974.

insofern Erziehung immer nur anläßlich einer Erfahrung geschehen kann; andernfalls handelt es sich bloß um Information. Ich denke an die Erziehung im Rahmen der geburtshilflichen Psychoprophylaxe, d. h. Erziehung in einer Krisenperiode, in der emotionale Veränderungen zugänglich werden. In diesem Rahmen wird es manchmal möglich sein, eine neue Infragestellung der Vergangenheit zu erreichen, Etappen des weiblichen Lebens nacherleben zu lassen, die ursprünglich nicht auf befriedigende Weise erlebt worden sind.

Der Aphorismus von Mme Dreyfus-Moreau läßt zugleich auch die Grenzen und Schwierigkeiten aller sogenannten Sexualtherapien voraussehen, ob es sich nun um die pädagogischen Techniken von Masters handelt, welche die Frage nach der Ätiologie als nebensächlich behandeln und sich vorzugsweise mit dem erotischen Verhalten selbst beschäftigen, oder um die »kalifornischen« Techniken, die sich weder um die existenzielle Problematik des einzelnen noch um die Dialektik der Ehe kümmern. Wenn man einmal begriffen hat, daß die Liebe von Geburt an erlernt wird, daß es von den ersten Organisationsphasen der Libido-Entwicklung abhängt, ob der Mensch später zu einem erwachsenen Liebes- und Geschlechtsleben gelangt, so erscheinen alle diese Sexualtherapien, denen manchmal eine gewisse Wirksamkeit eignet, nur als sehr verspätete Notbehelfe. Vielleicht könnte die Primärtherapie hier eine von vornherein aussichtsreiche Methode darstellen.

Nichtsdestoweniger bleibt es dabei, daß im Bereich der erotischen Dysfunktionen die Prophylaxe das ist, worauf es ankommt, und daß die Suche nach Wegen zu einer wirksamen Prophylaxe zugleich zu Überlegungen über die gewöhnlichen Bedingungen der Geburt führt.

Kapitel 5 : Liebe und Zivilisation

In seinem ganzen Umfang begriffen werden kann das Werk von Leboyer und denen, die ihm vorangegangen sind, nur dann, wenn man die Rolle und Wertigkeit der Liebe im Zivilisationsprozeß bedenkt.

Die Männer der Wissenschaft und die Ärzte vermeiden schamhaft das Wort »Liebe« oder scheinen es nicht zu kennen. Gewiß, Lorenz hat das Wort benutzt als Bezeichnung für die Beziehungen, die die Vögel untereinander eingehen (insbesondere Dohlen und Gänse), und Harlow hat es ebenfalls in bezug auf seine Affen gebraucht. Laborit[1] hingegen hält Liebe nur für ein Wort: ein Wort, hinter dem sich das Dominanzstreben und der behauptete Besitzinstinkt verbirgt, ein Wort zur Bezeichnung der Abhängigkeit unseres Nervensystems von der befriedigenden Wirkung, die von einem anderen Wesen in unserer Umwelt ausgehen kann. Dies ist von einer schmerzhaften Objektivität. Da sich aber der Mensch durch seinen Phantasien erzeugenden Kortex kennzeichnet und da die Phantasiebegabung der menschlichen Gattung die Befriedigung der Flucht vor der schmerzhaften Realität erlaubt, hat das Wort »Liebe« wahrscheinlich noch eine schöne Zukunft.

Faktisch bevorzugen die Verhaltensforscher gewöhnlich emotional weniger besetzte Wörter wie »Bindung« oder »Bindungsverhalten« (»bond behaviour«). Auch die dichtesten Analysen zum Thema der menschlichen Natur bringen es fertig, »Liebe« zu vermeiden. In einer wichtigen Expertdiskussion über »affektive Reaktionen der schwangeren Frau«[2] kam das Wort nicht vor. Um uns hier weiterzuhelfen, hat Leboyer zunächst einmal den Kode geändert, die Sprache unterwandert. Wie alle Dichter spürt Leboyer, daß das Leben erst geändert werden kann, wenn die Sprache verwandelt ist.

---

[1] H. Laborit: *Éloge de la fuite*. Robert Laffont, 1976.
[2] *Réactions affectives de la femme enceinte,* Table ronde, Nr. 9, Monaco, 2. April 1973.

»Man kann den Menschen nicht ändern, wenn man nicht seine Werkzeuge des Erkennens ändert, das heißt seine Sprache.« Leboyer fürchtet, was Bossuet »das Elend jeder Wissenschaft« genannt hat, »die nicht zur Liebe hinneigt«. Leboyer kennt das Wort »Liebe«. Aber kann man die Liebe nicht auf tausenderlei Weisen verstehen?

Für den Christen ist alles einfach; die Liebe Christi fordert einen jeden dazu auf, »in Gott« die Wirklichkeit des anderen Ich ebenso hochzuhalten wie die Wirklichkeit des eigenen Ich. Befreundete Orientalisten erklären mir, daß bei Buddha die Liebe eine Methode ist, die es dem Menschen gestattet, sein individuelles Ich, in das er eingesperrt ist, zu überwinden, seine Individualität und seine Persönlichkeit allgemein von sich abzutun; was Buddha an der Liebe schätzt, ist der Punkt, von dem sie abhebt, nicht das Ziel, zu dem sie führt. Im 20. Jahrhundert ist auf vielerlei Wegen versucht worden, hinter die tieferen Gesetzmäßigkeiten der Liebe zu kommen: Max Scheler hat die Fähigkeit betont, in den Dingen bislang unerkannte Qualitäten und Werte zu entdecken, die erst durch die Liebe zugänglich werden. Ihm zufolge ist die Liebe nicht ein Gefühlszustand, sondern Ursache eines Gefühlszustands, eine Blickrichtung, ein spiritueller Akt, der uns höhere, noch nicht bemerkte Werte erschließt. Der Existenzialismus Sartres sieht in der Liebe nur einen Aspekt der Kommunikation mit anderen. Die spirituelle Vereinigung ist ein Trugbild; damit es sie gäbe, müßte es zur Begegnung nicht zweier Objekte, sondern zweier Subjekte, zweier Freiheiten kommen; die Liebe ist aber zugleich Gabe und Besitzergreifung, und als Besitzergreifung nimmt sie notwendig den anderen als Objekt, als Sache, und entfremdet ihn seiner Freiheit. Diese pessimistische Sicht hängt bei Sartre mit einer eigentümlichen Auffassung des Ich zusammen, als einem unzugänglichen und mißtrauischen Ich, das im Kontakt und schon im Blick des anderen den möglichen Übergriff fürchtet, das sich den anderen zu unterwerfen trachtet, sobald es mit ihm in Kommunikation tritt, aus Furcht, selber unterworfen zu werden. Wie Emmanuel Mounier klargestellt hat, geht zwischen dem Ich und dem anderen alles so zu wie zwischen zwei Parteien, die sich ein Besitztum streitig machen, nicht wie zwischen zwei Wesen, die ihren Überfluß austauschen. All dies wird aber nun anders, wenn das Ich zum anderen eine offene und zugängliche Haltung einnimmt, ohne Berechnung oder Mißtrauen; so ist die Liebe, wenn sie wahrhaft ein Austausch ist und nicht nur ein Egoismus zu zweit, eine Gabe und nicht nur eine Besitzergreifung. Die Auffassung von Sartre und Mounier kennen nicht die Selbstliebe; sie gehen nicht ein auf den tieferen Sinn und die Ursprünge des Narzißmus, auf die Bedeutung des Autoerotischen im Verhältnis zur Objektliebe. Niemand hat die Notwendigkeit der Selbstliebe besser erklärt als David Cooper, der von der Einsicht spricht, »daß man niemals eine andere Person wird lieben können, ehe man sich nicht selbst genügend liebt – das gilt auf jeder Ebene, einschließlich der einer richtigen (also voll orgastischen) Masturbation, das heißt, daß man zumindest einmal mit Freude masturbiert. (...) Ohne eine ausreichend sichere Basis an Selbstliebe repetiert man unvermeidlich immer wieder diese Unmenge aus eingeimpften Schuldgefühlen in den eigenen Beziehungen zu anderen.«

Die Psychoanalytiker zeigen uns die wahre Bedeutung der Liebe, indem sie ihren Ursprüngen nachgehen. Die Liebe des Erwachsenen ist Übertragung der Gefühle, die einstmals der Mutter gegolten haben. Wenn man die Liebe so als Beziehung des Menschen zu dem, was ihm Lust spendet, versteht, so ist für das Neugeborene die Mutter die erste Spenderin der Lust: Sie gibt ihm Nahrung, wärmt und pflegt es. Die Liebe ist also nur von ihren Ursprüngen in der allerersten, archaischsten Phase der Mutter-Kind-Beziehung her zu definieren. Melanie Klein hat gezeigt, welche Bedeutung später die Identifizierung mit den Eltern und dann auch die Identifizierung mit anderen gewinnt. Wenn die Identifizierung ihr Ziel erreicht hat und ihre Auswirkungen sich ins Leben des Erwachsenen hinein fortsetzen, so wird es möglich, die Freuden, die man anderen bereitet, so zu genießen, als wären es die eigenen, indem man sich an die Stelle der anderen versetzt. Dank dieser Fähigkeit, sich zu identifizieren, die infantilen Ursprungs ist, und dank der Fähigkeit, die Erfolge anderer zu bewundern, wird die Team-Arbeit möglich und fruchtbar. Wir empfinden ein Vergnügen dabei, mit anderen zusammenzuarbeiten, auch wenn diese vielleicht begabter sind als wir selbst, denn wir identifizieren uns mit ihnen. Wenn man versteht, daß die Liebe des Erwachsenen nur von ihren kindlichen Wurzeln her begriffen werden kann, und wenn man die Bedingungen fruchtbarer Team-Arbeit untersucht, so versteht man auch die »Modernität der Liebe«. Aus den realistischen und positivistischen Weltanschauungen ist die Liebe immer herausgehalten worden. Wir müssen ihr den ersten Platz in unserer Wertrangordnung einräumen, denn die Notwendigkeit, die Vorteile kooperativer Arbeit allein würden der Masse der Menschen noch nicht den erwünschten Zusammenhalt geben. Wir müssen die Probleme verlagern, indem wir uns auf den Boden der Liebe und des Altruismus stellen, nicht auf den Boden der ewigen Aggressivität. Die »Modernität der Liebe« zu verstehen, heißt auch das Werk von Paul Leyhausen[3] zu verstehen, der zur Begründung der Bio-Ethik die biologischen Wurzeln des Altruismus erforscht, der es ausgesprochen hat, daß die Diskussionen um den Aggressionsbegriff auf nebelhaften Definitionen beruhen, und der gezeigt hat, daß es die Aggression eigentlich nur in den Augen dessen gebe, der von ihr spricht – eine beredte Erwiderung auf die Schriften der Aggressionsforscher und ihres Wortführers Konrad Lorenz.

Wenn man so der Liebe als wichtigste Funktion die der Arterhaltung zuschreibt und sie von ihren kindlichen Ursprüngen her definiert, wenn man daran erinnert, wie die Liebesfähigkeit von Generation zu Generation weitergegeben wird, und zugleich den Weg beschreibt, den die Geburtshilfe in der täglichen Praxis eingeschlagen hat, stellt man da nicht eine

[3] P. Leyhausen: *Science, Medicine and Man*, I, 1974, S. 215–235.

pessimistische Prognose für die Zukunft unserer Zivilisation und vielleicht unserer Gattung? Heißt dies nicht zugleich auch, den verzweifelten Aufruf von Leboyer in seiner ganzen ungewöhnlichen Bedeutung zu erfassen?

Andere sind zu ähnlichen Folgerungen gelangt, von offenbar unterschiedlichen Überlegungen aus. Ich denke hier an die unerbittliche Logik der ethnopsychiatrischen Forschungen von G. Devereux[4] und F. Laplantine[5]. Die interdisziplinäre Forschung in diesem Grenzgebiet bemüht sich, die Grundbegriffe der Psychiatrie (das Normale und das Pathologische) mit denen der Ethnologie (die Schlüsselkonzepte der Kultur) zu vereinen. Dieses simultane Vorgehen führt zu dem Begriff der »verrückten Gesellschaften«, die sich selbst ersticken und auflösen, indem sie ihre Angehörigen ent-individualisieren und ent-sozialisieren. Aufgrund einer Bestimmung der Merkmale psychotisierender Kulturen gelangen die Ethnopsychiater zu einer düsteren »Ethnodiagnose« für unsere Gesellschaft und sagen den Zusammenbruch der heutigen westlichen Welt in der Schizophrenie voraus.

Sie stützen sich auf eine Vielzahl von Beobachtungen, die ebensoviele Argumente sind:

1. *Unsere emotionale Hemmung:* Wir haben immer mehr Schwierigkeiten, zu kommunizieren und Beziehungen anzuknüpfen, die nicht von vornherein den Gesetzen der Konkurrenz und einer offenbar sadistisch-analen Aggressivität unterliegen. Manche unserer Verhaltensmerkmale sind im ethnologischen wie im psychiatrischen Sinne abweichend: Kälte, Zurückhaltung, Geringschätzung der Leidenschaft und Hinneigen zum Zerebralen. Weil uns echte emotionale Bindungen fehlen, weil wir sie ablehnen oder sie uns überhaupt unmöglich sind und weil wir unter Ermüdung leiden, wird uns jenes tiefe

---

[4] G. Devereux: *Normal und anormal. Aufsätze zur allgemeinen Ethnopsychiatrie.* Frankfurt am Main, Suhrkamp, 1974.

[5] F. Laplantine: *L'ethnopsychiatrie.* Editions universitaires, Reihe »Psychothèque«, 1973.

Genießen der Liebe, das für die körperliche Gesundheit so notwendig ist wie zur Lebensfreude, immer weniger zugänglich.

2. *Die schizophrene Abspaltung:* Das Ideal technologischer Rationalität, wie es die »Technophrenen« G. Mendels verkörpern, führt zu einer Aufspaltung in ein unpersönliches Berufsleben, das der Effizienz als einzigem Kriterium untergeordnet wird, und einem verarmten Gefühlsleben. Den Gegensatz zwischen Gedanken und Gefühlen erleben wir in Form einer pathologischen und ungleichgewichtigen Spaltung, nicht in Form belebender und fruchtbarer Widersprüche. Zwar leben die meisten unserer Zeitgenossen in der Faszination durch einen grenzenlosen technologischen Optimismus, doch andere, unendlich viel weniger an Zahl, leben in dem Traum von einer künftigen Gesellschaft, welche die Technik ganz und gar verwirft.

3. *Die wahnhafte psychische Struktur des zeitgenössischen Menschen:* Sie wird symbolisiert durch das Publikum der Wahrsagerin Mme Soleil. Die Welt entleert sich ihres Inhalts, die Triebenergien finden sich in den freien Zustand einer entsetzlichen Einsamkeit entbunden, infolge Fehlens eines kulturellen Bezugsrahmens, an dem wir uns orientieren könnten, infolge der Zerstörung des Raumes und der Beschleunigung der Zeit, die heute nicht mehr wahr sein läßt, was es noch gestern war. Auch der Kontakt mit der Materie und dem Konkreten ist bei vielen Menschen nicht mehr vorhanden.

4. *Die sadistisch-anale Regression:* Wir erweisen uns in allem, was die Wirklichkeit unseres Lebens und die politische Entwicklung unserer Gesellschaft angeht, als infantil. Der zeitgenössische Erwachsene ist eingefroren in archaischen, prä-ödipalen Phasen seiner Entwicklung, unfähig, sein von der Gewalt der Technik gelenktes Schicksal selber zu meistern, und er umgibt sich in typisch regressiver Manier mit Besitztümern

wie dem Wagen, dem Diplom, der Beförderung, dem Häuschen auf dem Lande.

5. *Die Frustrationsmaschinen:* Die mächtigen und amoralischen technisch-kapitalistischen Maschinerien wecken in weiter Verbreitung Pseudo-Bedürfnisse, welche die ungeheure Mehrzahl der Menschen nicht befriedigen kann, und vermehren so die Ursachen für Frustrationen und Spannungen zwischen den einzelnen, die durch kein kulturelles Ideal mehr verbunden sind.

6. *Pathologische Kompensationsmechanismen:* Die Auslässe, die helfen sollen, die Konfrontation des einzelnen mit seiner Angst zu vermeiden oder hinauszuschieben, sind ihrerseits pathologisch: Alkohol, Tabak und andere Drogen, Bildgeräte (Kino, Fernsehen), infantile Zerstreuungen (Rundfunk-Quiz, Lotterien), sadistisch-analer Gebrauch des Automobils, »Vergessenskliniken« für die psychisch Angeschlagenen in Form von Ferienklubs.

7. *Die psychotische Dekulturation der westlichen Kultur durch sich selbst:* Wir gehen nur noch mit Objekten um, die jeder symbolischen Bedeutung entkleidet sind. Die gegenwärtige Kommunikation ist rein funktional und verarmt, während in allen früheren Gesellschaften der Mensch ein symbolisches Verhältnis zur Welt eingeht.

8. *Die künstlerische Produktion:* Die künstlerische Produktion unterliegt dem Gesetz einer sich selbst pervertierenden Kultur, ob es sich nun um die maschinell gefertigte und passiv aufgenommene Massenkultur handelt oder um Erzeugnisse, die einer Intellektuellenkaste vorbehalten bleiben, die sich von allem angezogen fühlt, was nicht mehr lebendig ist.

9. *Der Verlust des Identitätsgefühls:* Unsere Gesellschaft bringt massenhaft, in Serienproduktion, Individuen hervor, die bereit

sind, sich den gerade geltenden Modellen anzupassen. Wenn manche Personen ihre Identität nur noch durch eine einfache Verkehrung der Kleidermode behaupten können, so handelt es sich dabei um eine gegen den Strich gebürstete Anpassung, welche die Tiefe der Regression und die Haltlosigkeit des psychisch-effektiven Lebens bezeugt.

Dies sind die Elemente, die es erlauben, eine Diagnose zu stellen, die von jedem europäischen, afrikanischen oder asiatischen Ethnopsychiater bestätigt werden könnte, der sich beständig an die Schlüsselkategorien der Kultur und der Dekulturation hielte. Das Ergebnis der Ethnopsychiater steht keinesfalls im Widerspruch zu dem unsrigen, das, ausgehend von den gewöhnlichen Bedingungen der Geburt, eine Prognose stellt, die sich direkt auf die freudsche Dialektik der Kultur stützt. Die Kultur ist das Werk des Eros. Die gegenwärtigen Bedingungen der Geburt machen nur einen Aspekt des Wirkens der »Technophrenen« aus, nur eine der Anwendungen des Ideals technologischer Rationalität, von dem die Entwicklung unserer Gesellschaft geleitet wird. Es ist das Verdienst Leboyers, eine Warnung ausgestoßen und an einem bestimmten Punkt des Teufelskreises, in dem sich die Menschheit dreht, eine Behandlungsweise vorgeschlagen zu haben. Die Ethnopsychiater, die eine Globalanalyse der westlichen Zivilisation leisten, haben zur Therapie nur eine Bewußtwerdung und Forschungsstrategie vorzuschlagen.
Auch die Ökologen stellen der Zukunft unserer Kultur eine pessimistische Prognose. Ja, sie kündigen nicht nur einen Ethnozid (Völkermord) an, ein Ausdruck, der sich nur auf die Verhältnisse unter Menschen bezieht, sondern einen Ökozid oder »Öko-Suizid«, womit die Zerstörung der Ökosysteme oder gar des ganzen Ökosystems der Erde bezeichnet wird. Offenbar ist ihre Sichtweise eine ganz andere: Wir leben in einer Welt, die am Ende ist. »Wir haben nur eine Erde«. Die steile Wachstumskurve von Bevölkerung und Industrie kann sich nicht unbegrenzt so fortsetzen. Unsere Gesellschaft hat die

Kontrolle über ihre Demographie, ihre Technologie und ihr Konsumverhalten verloren. Es wird dringlich, sich die Einheit dieses »Kantons im Universum«, um die es einem Pascal ging, bewußt zu machen. Es wird dringlich, einer planetarischen Ökonomie den Boden zu bereiten. Die Ökologen stellen ein Inventar der größten Gefahren auf und schlagen offenbar gezielte Abwehrmaßnahmen vor. Sie können wohl nicht gut als Utopisten betrachtet werden. Die Bewußtwerdung der Ökologie verbietet die Vergeudung in den industrialisierten Gesellschaften, sie erfordert eine Verringerung der Arbeitsintensität, eine Verringerung und Automatisierung der Produktion, die nicht die Arbeitslosigkeit, sondern die Freizeit vermehrt, sie bringt neue Formen von Entscheidungsinstanzen und Verteilungsmodellen hervor, tritt der Ausschließlichkeit oder Vorrangigkeit des Profitstrebens entgegen und stellt so die Strukturen unserer Gesellschaft in Frage. Wie wir selbst auch führen die Ökologen einen Kampf im Gedanken an die noch »ungeborenen« Kinder, an die künftigen Generationen. Die Indianer Amerikas, denen das ökologische Bewußtsein eingeboren zu sein scheint, sagen mit Recht immer wieder: »Die Weißen essen ihre Kinder«. Weiter erfordert die Bewußtwerdung der Ökologie die Anklage der grundsätzlichen Ungerechtigkeiten im Weltmaßstab; die Hauptwidersprüche unserer Zeit liegen in den Beziehungen zwischen den reichen und den armen Ländern. Am wichtigsten ist, daß jede gewaltsame Lösung ausgeschlossen wird, sei es zur Sicherung der Herrschaft oder zur Rache. Die ökologische Bewußtwerdung führt zum Sozialismus, den wir als das Anerkennen der vielfachen Elendszustände und der vielfachen Ungerechtigkeiten sowie als den Willen definieren, diese durch Veränderung der bestehenden politischen Verhältnisse in Richtung auf eine versöhnte Gesellschaft aufzuheben. Im Weltmaßstab kann der Kampf zwischen Herr und Sklave nur mit der Versöhnung beider enden. Die Versöhnung setzt die Liebe voraus, die Fähigkeit zu lieben. Vor allem bei den Herrschenden gilt es, eine starke Liebesfähigkeit neu zu erwecken. Auch für die

Ökologen ist eine realistische und positive Konstruktion der Welt ohne die Werte der Liebe nicht möglich. Sollten die einzigen Überlebenschancen unserer Zivilisation schon in diesen utopischen Wünschen des heiligen *Augustinus* ausgesprochen sein?

Du reichst einem Hungernden Brot; besser aber wäre es, es würde keiner hungern und du brauchtest keinem zu geben. Du bekleidest einen Nackten; daß doch alle mit Kleidern versorgt wären und eine solche Notwendigkeit nicht bestünde! ... Alle diese Pflichten entspringen Notwendigkeiten. Nimm die Elenden weg – und die Werke der Barmherzigkeit werden aufhören. Wird damit auch das Feuer der Liebe erlöschen? Lauterer liebst du einen glücklichen Menschen, dem du nichts geben kannst; reiner wird eine solche Liebe sein und noch viel aufrichtiger; denn wenn du einem Armen Gutes tust, wünschest du dich vielleicht über ihn zu erheben und willst, daß er, der der Urheber deiner Wohltat ist, dir sich unterwerfe. Jener war bedürftig, du warst der Geber; du kommst dir, weil du gegeben hast, gleichsam größer vor als der, dem gegeben wurde. Wünsche, daß er sei wie du...[6]

[6] Gott ist die Liebe. Die Predigten des hl. Augustinus über den 1. Johannesbrief. Übersetzt und eingeleitet von F. Hofmann, Freiburg 1938. Achte Predigt: Bruderliebe und Feindesliebe, S. 108/109.

Zweiter Teil

Ein Versuch in einer Geburtshilfe-Station

Kapitel 1: Die Anfänge des Versuchs

Wie groß auch der jeweilige Anteil des einfühlenden und des rationalen Verstehens gewesen sein mögen, jedenfalls wurden das Buch von Leboyer, der Film dazu und die Begegnung mit dem Autor in der Geburtshilfe-Station, wo wir arbeiten, zu Bestimmungsgründen einer echten Wandlung.

Wir haben alle verstanden, daß Leboyer uns keine Methode lehrte, kein Rezept gab, sondern uns half, ein Klima, eine Atmosphäre zu schaffen. Wir haben alle verstanden, daß die Probleme, die sich stellten, sozio-kulturelle Probleme sind und nicht bloß medizinische. Wir haben alle verstanden, daß Leboyer von uns nicht verlangte, daß wir der Technik abschwören, sondern daß wir unseren Hochmut als Techniker beiseite setzen sollten.

Zu Beginn unseres »Versuches«, Anfang 1974, ging es einzig und allein um die Viertelstunde unmittelbar nach der Geburt. Wir bemühten uns, unnötige Maßnahmen zu vermeiden, welche die Entstehung der Eltern-Kind-Beziehung behindern konnten, und die künstliche Traumatisierung auszuschalten, die unter den gewöhnlichen Bedingungen der Kreißsäle dem Kinde unnötigerweise noch nach der Geburt zugefügt wird. Dazu stellten wir alle überflüssigen Lichtquellen ab und wahrten ein nahezu vollkommenes Schweigen. Unsere bereits bestehende Gewohnheit, die noch pulsierende Nabelschnur unverletzt zu lassen, wurde bekräftigt, und ebenso die Gewohnheit, das Neugeborene sogleich auf den Leib seiner Mutter zu legen; während aber früher das Neugeborene dabei in Rückenlage ausgestreckt wurde (eine Position, die von den Erste-Hilfe-Spezialisten in jedem Fall, in dem vorübergehende Atemstörungen auftreten könnten, abgelehnt wird), wurde das Kind nun flach auf den Bauch gelegt, Arme und Beine unter sich zusammengefaltet, den Kopf auf die Seite gedreht, in einer Haltung, die der empfohlenen sehr nahekam. Zu Anfang konnten wir der Versuchung nicht widerstehen, die oberen

Atemwege systematisch abzusaugen, auch dann, wenn der Zustand der Atmung allem Anschein nach ausgezeichnet war. Dieses Absaugen erfolgte vor den langsamen und kräftigen Rückenmassagen, die Leboyer empfiehlt. Was das Bad angeht, so hatten wir uns rasch dafür entschieden: Dies ist vielleicht ein sanfter Übergang zwischen den Umwelten des Fruchtwassers und der Luft, es hilft, das Kind zu wärmen, gibt ein Beispiel für als beruhigend empfundene Umweltreize, und mit Sicherheit stellt es eine ausgezeichnete Möglichkeit dar, die ganze Hautoberfläche zu »libidinisieren«.[1] Bald haben wir gelernt, das Neugeborene besser zu verstehen; wir haben verstanden, für welche Art von Sprache es empfänglich ist und wie wichtig die Berührung, der Hautkontakt, ist. Wir haben verstanden, in welchem Maße sein Mund bereits differenziert ist und Kontakt aufnehmen kann. Wir haben seine archaischen Reflexe beobachtet, deren Ausdruck unter den gewöhnlichen Bedingungen immer behindert wird, und verstanden, wie es schon wenige Minuten nach der Geburt die Brust der Mutter finden kann. Wir müssen es noch einmal bei *Leboyer* nachlesen, denn er allein hat uns gezeigt, wie man das Neugeborene behandelt: Wie soll man das Neugeborene anfassen, es berühren?

Ganz einfach: man muß sich daran erinnern, was es verläßt. Man muß sich von neuem folgenden Grundsatz vergegenwärtigen: alles Neue, Unbekannte ruft Schrecken hervor. Alles Erkennbare, alles anscheinend Vertraute beruhigt und besänftigt.

Um das Kind, das plötzlich in ein seltsames, unbegreifliches Weltall gestürzt ist, zu beruhigen, genügt es schon, daß die Hände, die es

---

[1] Die vollkommene Angepaßtheit des Neugeborenen an die Umwelt des Wassers ist wohlbekannt: Ebenso wie man schon in den ersten Wochen reflexhafte Gehbewegungen beobachten kann, führt das Neugeborne auch, sobald man es ins Wasser taucht, Schwimmbewegungen aus, und es besitzt den Reflex, beim Eintauchen, den Atem anzuhalten. Die Furcht vor dem Wasser scheint sekundär erworben und von der Umgebung übermittelt zu werden. Die psychomotorische Frühentwicklung der »schwimmenden Babies« ist schon oft hervorgehoben worden. (Hierzu vgl. Lothar Bresges: Schwimmen im 1. und 2. Lebensjahr, Bd. 1 der Reihe »Kinder lernen Sport«, hrsg. von Liselott Diem, Kösel 1973.

halten, eine »Eingeweidesprache« sprechen. Sie müssen sprechen, berühren, wie der Uterus es getan hat.

Was heißt das?

Daß die Hände sich ganz einfach wieder die Langsamkeit, das Allmähliche der Uterus-Kontraktionen, der »wellenförmigen Peristaltik« aneignen müssen. Denn das Kind hat sie monatelang erlebt, so daß sie ihm unter die Haut gegangen sind.

Deswegen muß das Kind zunächst einmal flach auf den Bauch gelegt werden: indem man es massiert, spricht man zu seinem Rücken.

Was sollen die Hände sagen? Was die Mutter, der Uterus gesagt hat.

Nicht der Uterus der letzten Stunden, der Uterus der Wehen, der zornige Uterus, der vertrieb und verjagte. Sondern der Uterus der ersten Zeit, der schönen Tage.

Der langsam, liebevoll umfing. Der umarmte. Der nichts als Liebe war. – Eine unendlich sinnliche Liebesbeziehung herrscht zwischen dem Kind und seiner Mutter, dem Uterus und seiner Beute.

Und dies gilt es wiederzufinden und dem Kinde zu gewähren, gleichsam als ein friedliches Echo dessen, was es so lange erlebt hat.

Was es dann plötzlich verloren hat, ein Verlust, durch den es ganz aus der Fassung gerät.

Es ist weder Reibung noch Liebkosung. Es ist eine kräftige, nachdrückliche, aber langsame Massage.

Die Hände streichen abwechselnd über den Rücken des Babys, folgen einander wie Wellen, wie Wogen, ohne sich zu brechen, unaufhörlich. Eine Hand ist noch nicht fertig, da macht die andere schon weiter. In gleichmäßigem Rhythmus schöpfen sie ihre Bewegungen ganz aus. Ein Rhythmus, der wiederentdeckt, wiederaufgenommen werden muß.

Wenn man sich diese Langsamkeit der Eingeweide, welche die Liebenden instinktiv wiederfinden, nicht noch einmal aneignen kann, ist Verständigung mit dem Kind unmöglich.

Aber, aber ... werden die Leute sagen, das ist ja ein Liebesakt mit einem Kind!

Beinahe.

Wir haben auch gelernt, wie überaus empfindlich das Neugeborene für Töne ist, für manche Töne. Wir haben die besänftigende Wirkung der mütterlichen Stimme erkannt. Wir haben Leboyer zugesehen, wie er ein Neugeborenes »tröstete«, mit Gesten und Gemurmel. Wir haben die Tampoura kennengelernt. Eine leise gespielte Tampoura kann zum Beispiel manchmal zum Tonhintergrund der Geburt beitragen. Es ist dies ein Instrument mit vier Saiten, das unablässig vier Töne wiederholt, auf unserer Tonleiter g, c, c, g. Die beiden g sind um eine Oktave voneinander entfernt. Die vier Töne der Tampoura bilden einen vollkommenen Einklang, in dem die Extreme, die beiden g, sich vereinen und sich auf die Mitte hin, das c, abstimmen. Wenn alle vier Saiten mit gleicher Präzision gestimmt sind, so kann man bemerken, wie der Ton der einen die drei anderen wie aus Sympathie mitschwingen läßt. Es genügt, der Tampoura ein paar Minuten lang zuzuhören, »um zu spüren, wie eine heimliche Freude erwacht, eine Fülle, eine Überfülle, aus der ein Wunsch zu singen emporsteigt«.

Leboyer hat das Wiegenlied wieder zu Ehren gebracht. Warum Wiegenlieder?

Die Wiegenlieder sind so alt wie die Welt, alt wie das Leiden der Menschen und die Liebe der Mütter.

Sie steigen aus den Herzen der Mütter auf, ganz wie das Lied der Tampoura. Was sagen diese Wiegenlieder? Der Text ist nicht wichtig. Er ist in einer Sprache, die auch ohne Laute auskommen kann. Einer Sprache noch vor Babel. Sie gehören keiner besonderen Religion, Kultur oder Rasse an.

Sie sprechen die Sprache eines Landes ohne Grenzen, welches das Herz der Menschen heißt.

Daher können alle Kinder der Welt sie verstehen. Daher können alle Frauen sie singen.

Heutzutage singt man nicht mehr. Die Maschinen machen das für uns. Oder die Stars. Die Frauen müssen wieder singen lernen, und sei es nur, um ihre Kinder einzuwiegen.

Wie macht man ein Wiegenlied? Dies ist ein Geheimnis. Wie die Tampoura.

Die Frauen, die heute die Quelle nicht mehr kennen, sollen sich also diese zwei Wiegenlieder anhören, die aus vier einfachen Tönen bestehen.

Sie sollen sich in Einklang setzen mit der Tampoura, wie Savitry Nair, und über diese Harmonie in Einklang mit der großen Harmonie. Sie sollen einfach den Mund aufmachen. Und anfangen zu singen. Ohne leere Worte. Mit den Tönen, die ihnen von Herzen kommen. Warum nun diese Vogelstimmen? Was haben die mit der Geburt zu tun? Diese Vogelstimmen sind die Stimmen unserer Mutter, der Natur.

Unsere Mutter, die schweigend alles trägt, schützt und nährt, alles, was lebt, vom Grashalm bis zu dem stolzen Menschen.

Der Mensch unserer Tage kennt seine Mutter nicht mehr. Er drängt sich in die Städte, wo er verkommt.
In diesen Riesenstädten sieht er kaum mehr den Himmel, noch weniger die Sonne, und den Wind hört er überhaupt nicht mehr. Er hat alles vergessen, sogar wie die Stimme seiner Mutter klingt.
Die Kinder, die heute in diesen großen Gefängnissen geboren werden, haben alle Aussichten, daß ihnen als erstes der Lärm der Lastwagen in die Ohren dringt.
Das geht nicht!
Weil wir keinen Wind haben und keine richtigen Vögel, hier sind ihre Stimmen.
Damit die Neugeborenen bei der Ankunft etwas hören, das sie an ihre wahre Heimat erinnert.*

Aufgrund dieser schönen Sanftmut, die Leboyer in den Kreißsaal getragen hat, dieser Sanftmut, deren Ausdruck die Tampoura ist, haben wir zu erkennen gelernt, wir haben zugesehen, von den ersten Augenblicken an, wie die Anfangsphasen im Lusterleben des Neugeborenen Gestalt annehmen: Wir haben das erste Lächeln gesehen, die erste Entdeckung der Hand, des Daumens oder auch der Mutterbrust durch den hellwachen Mund; wir haben gesehen, wie sich die vier Gliedmaßen die Zeit und das Vergnügen gönnten, sich zu strecken auf der Suche nach der Welt und sich wieder einzuziehen. Dies ist bereits das Erlernen der Liebe, in einem Stadium, wo Selbstliebe und Objektliebe noch vollkommen eins sind. Wie sollte man ihr nicht durch ein bewegtes Schweigen Achtung zollen, dieser Geburt der Selbstliebe, ohne die es niemals eine Liebe zu den anderen gäbe?
Wir haben schnell begriffen, daß nichts für das Neugeborene besänftigender, beruhigender ist als der Arm der Mutter, und wir haben es zur Gewohnheit gemacht, das Kind nach dem Bade in einer warmen Decke abzutrocknen, die anschließend in eine Hängematte verwandelt wird, in der man es hin und herwiegen kann, so daß für eine bequeme, behagliche Rückkehr an die Brust der Mutter gesorgt ist.

* Nicht in der deutschen Ausgabe von Leboyers »Pour une naissance sans violence« enthalten.

Kapitel 2: Die Vorbereitung der Geburt

Dies also war die sichtbare, die unmittelbare Entwicklung unserer Haltung in den ersten Wochen, nachdem wir Leboyer gelesen hatten. Bald griff eins ins andere, und der ganze Betrieb und Daseinsgrund der Station wurde in Frage gestellt. Leboyer war der Katalysator einer Wandlung. Es reichte nun nicht mehr aus, zur Stunde der Geburt ein bestimmtes Klima zu schaffen, es galt auch, diese Geburt vorzubereiten und anschließend die unerläßliche Kontinuität zu sichern.

Schritt für Schritt sahen wir also, angefangen bei der Geburt selbst, ausgelöst vielleicht durch die Traumwirkungen von Leboyers dichterischer Aussage, wie das Entbindungsheim unserer Träume entstand, und wir sehen es noch, an jedem Tag. Diese Utopie eines Entbindungsheims ist nicht ganz und gar verwirklicht, ist vielleicht auch nicht zu verwirklichen, aber notwendig ist sie, wenn wir wollen, daß die Gehirne der nächsten Generationen eine gewisse Fähigkeit behalten, Lebensglück abzusondern. Aus der einstigen Vorbereitung auf die Entbindung ist eine Vorbereitung auf die Geburt geworden, eine Vorbereitung aller Erwachsenen auf die Geburt: »Nicht das Kind gilt es vorzubereiten. Sondern uns. Wenn wir bei der Ankunft des Neugeborenen so verblendet, so unverständig sind, um mich nicht härter auszudrücken, ist es da erstaunlich, daß die Welt ist ... wie sie ist?«

Wir fragen uns, wie es möglich gewesen ist, daß man zwanzig Jahre lang der »geburtshilflichen Psychoprophylaxe« eine so eingeschränkte Rolle zugewiesen hat. Bei uns hat die Vorbereitung folgende Aspekte:

● Wöchentliche Gruppensitzungen, in denen freie Gespräche unter den Schwangeren möglich sind. Moderator ist eine Psychologin mit psychoanalytischer Ausbildung, die selber Mutter ist und ihre drei Kinder in drei verschiedenen Umgebungen zur Welt gebracht hat. Diese »Gruppen« erlauben es, den größtmöglichen Gewinn aus der Schwangerschaft als einer

»Integrationskrise« zu ziehen, einem Übergangsmoment, der normal, aber manchmal schwer zu durchleben ist, aufgrund all der möglichen Veränderungen und der erneuten Vergegenwärtigung früherer Ereignisse.

Diese Gruppen bieten Gelegenheit, über das Geschlechtsleben zu sprechen, über die Schwangerschaft, die Entbindung und die Geburt. Dank dieser Sitzungen bleiben die unbewußten Konflikte, die den Verlauf jeder Entbindung beeinflussen, nicht unbemerkt. Psychoprophylaxe oder Psychotherapie?

● Sitzungen unter Leitung einer Hebamme, bei denen eine sehr kleine Zahl von Schwangeren zusammenkommt, manchmal begleitet von den Vätern ihrer Kinder. Im Verlauf dieser Sitzungen wird der technische Aspekt nicht vernachlässigt, obgleich es sich in erster Linie um freie Gespräche handelt, in denen der pädagogische Aspekt der Geburtsvorbereitung meist verschwindet. Wie zu Zeiten der klassischen Psychoprophylaxe trainieren die Frauen auch heute noch die Beherrschung ihres Muskeltonus und ihres Atemrhythmus, doch sie wissen zugleich, wenn sie am Tag der Geburtswehen das Bedürfnis spüren sollten, ihre Gefühle körperlich auszudrücken, indem sie einen lauten Schrei ausstoßen oder sich hin und herwälzen, so werden sie deshalb nicht scheel angesehen. Im Zeitalter der Primärtherapie und der Bioenergetik wäre es auch sonderbar, wollte man eine Frau hindern, heftige Gefühle körperlich auszudrücken.

● Alle Anlässe, den Ort aufzusuchen, wo das Kind geboren werden soll, tragen dazu bei, diesen Ort vertraut zu machen. Es ist wichtig, daß das Entbindungsheim nicht ein Ort ist, wo die Frauen nur hinkommen, um sich zu informieren oder untersuchen zu lassen. Das hieße dazu beitragen, daß aus der Schwangerschaft eine Krankheit gemacht wird. Die letzte Neuerwerbung unseres Heims ist daher ein Klavier, und die Frauen kommen auch hierher, um zu singen.

● Einen wichtigen Platz in der Vorbereitung auf die Geburt nimmt natürlich die Lektüre des Buches von Leboyer durch das gesamte Personal und durch die Paare ein. Selten sehen wir eine Schwangere, die nicht sogleich zu den von Leboyer dichterisch mitgeteilten Einsichten Zugang findet. Es ist ganz so als ob das »spezifische Erkenntnisvermögen« der Frau im Zustand der Schwangerschaft vervielfacht würde. Nicht nur können die Schwangeren besser als andere Frauen die Schönheit der dichterischen Aussage empfinden, sondern sie verstehen auch sofort und besser als andere ihre ganze Tragweite. Ich denke an eine junge Frau, eine Hebamme, welche das erste Lesen kalt gelassen hatte. Sie wird schwanger, und alles hellt sich auf. Die Frauen, die Leboyer während der Schwangerschaft lesen oder noch einmal lesen, lernen, »die Tabus zu überschreiten«, das heißt, ihr Kind, sobald es geboren ist, zu berühren. Denken wir uns nur, was Annie *Leclerc* hätte schreiben können, wenn sie Leboyer gelesen und wiedergelesen hätte, wenn sie auf die Geburt vorbereitet worden wäre und ihr Kind in einem freundlichen Klima zur Welt gebracht hätte:

Dennoch ist wahr, ich gestehe es nicht, ich stelle es fest, daß ich bei all dem kein einziges Mal an das Kind gedacht habe. Seine Geburt habe ich mit ihm erlebt, ohne mich um es zu kümmern. Daß es bei guter Gesundheit war und von welchem Geschlecht, darüber hat mich die Hebamme informiert; ich hatte nicht daran gedacht, danach zu fragen. Ich sagte mir, das Kind, das ich geboren habe, lebt; das ist alles.[1]

So erscheint die »Vorbereitung auf die Geburt« uns heute als die beste aller »Vorbereitungen auf die Entbindung«. Ich schließe mich hier den Gedanken von Illich über die Umwandlung des Schmerzerlebens durch die industrielle Zivilisation an, in welcher der Schmerz technisch verwaltet wird. In dem Maße, wie dem Schmerz wieder ein Sinn zuerkannt wird, hebt sich die Toleranzschwelle. In diesem Sinne können wir sagen, daß die Geburtsvorbereitung die Bedingungen der Entbindung verändert. Wie Illich bemerkt, hängt die Schmerzerfahrung, abgesehen von der Natur und Intensität des Reizes, von vier Faktoren ab: Kultur bzw. Sprache, Angst, Aufmerksamkeit und Interpretation. Die Geburtsvorbereitung, so wie wir sie verstehen

---

[1] A. Leclerc: *Parole de femme*. Grasset, 1975.

und praktizieren, wirkt auf alle diese vier Faktoren ein. Wir haben festgestellt, wenn die Gebärende nicht mit der Besorgnis in die Wehen geht, wie sie sich dabei wohl benehmen werde und ob es ihr gelingen werde, ihre Uteruskontraktionen zu beherrschen, sondern sich vielmehr fragt, was mit ihrem Kind sein wird, wie sie es begrüßen, wie sie, sobald es da ist, mit ihm durch die Berührung und durch Worte sprechen wird, so werden die Risiken »dynamischer« Geburtserschwerungen, der Verzögerungen des Wehenbeginns, Anomalien der Uteruskontraktionen und der Dehnung[2], selbst dann geringer, wenn die gynäkologischen Bedingungen nicht sonderlich günstig sind, sogar bei rückwärtiger Hinterhauptslage[3].

Bemerkenswert ist, daß wir immer seltener ein Verfahren anwenden mußten, das wir als »Kreuzreflex-Therapie«[4] bezeichnet haben. In der Geburtshilfe besteht die beidseitige Kreuzreflex-Therapie darin, daß man eine winzige Menge sterilen Wassers in die Hautgewebe der Kreuzregion einspritzt. Die Injektion selbst ist schmerzhaft, doch ist es nur ein örtlicher Schmerz von wenigen Sekunden. Dieses Verfahren bewirkt immer dann, wenn die Dehnung des Gebärmutterhalses nicht von selbst befriedigend fortschreitet und sich die Uterus-Kontraktionen hauptsächlich in Kreuzschmerzen äußern, eine Ausweitung um 4 bis 6 Zentimeter. Nach dem Aufhören der Kreuzschmerzen bleibt nur ein leichter Druck oberhalb des Schambeins, während die Dehnung rasch fortschreitet. Es ist ganz so, als ob der Schmerz selbst ein Hemmnis für die Dehnung der Zervix wäre. Das Wirkungsprinzip dieses Verfahrens – das wir pragmatisch seit einer ganzen Reihe von Jahren anwenden – erscheint als weniger geheimnisvoll, seitdem

---

[2] Die Dehnung des Gebärmutterhalses erfolgt während der ersten Phase der geburtshilflichen Arbeit. Die zweite oder »Austreibungs«-Phase beginnt, wenn die Dehnung der Zervix vollständig ist.

[3] Je nachdem ob das Hinterhaupt vorangeht oder nachfolgt, unterscheiden wir vier typische Kindslagen. Bei rückwärtiger Lage des Kopfes ist die Entbindung oft schwieriger als wenn der Kopf vorangeht.

[4] M. Odent in *La nouvelle presse médicale,* 18. 1. 1975, 4, No. 3.

Melzac und Wall die Bedeutung der Substantia gelatinosa[5] untersucht und die fruchtbare Theorie des »gate control« aufgestellt haben. Diese Theorie macht verständlich, wie es möglich ist, daß ein Hautreiz einen von den Eingeweiden ausgehenden Reiz hemmen kann. Alles spricht dafür, daß die immer seltenere Anwendung dieser Kreuzreflex-Therapie zu bedeuten hat, daß die dynamischen Geburtserschwerungen immer weniger häufig werden. Es ist unnötig, auf die kausale Bedeutung dieser dynamischen Erschwerungen für viele Gehirnleiden des Neugeborenen hinzuweisen. Dies zeigt nur, wie vollkommen komplementär und keineswegs unvereinbar die beiden Rollen des Geburtshelfers sind. Aber noch weitere beispielhafte Aspekte dieser Komplementarität müssen hervorgehoben werden.

Im Kreißsaal konnten wir in der zweiten Entbindungsphase und besonders nach der Geburt eine tiefgreifende Wandlung in den jeweiligen Rollenauffassungen von Mutter, Vater, Hebamme und anderen Mitgliedern des Personals feststellen. Meine Stellung als ganzzeitig beschäftigter Krankenhausarzt gestattet mir keine Erfahrung mit Hausgeburten, aber wir haben uns bemüht, ein Vordringen der Familienatmosphäre bis in die Entbindungs-Station hinein zu fördern, die nicht einfach eine Spezialabteilung wie andere Krankenhausstationen sein darf. Wir konnten dabei Verhalten und Rolle des Vaters besser beobachten und besser verstehen. Wie schon so viele vor uns stellten wir beim Manne während der Entbindung ein Bedürfnis nach Betätigung fest. Dies ist seit undenklichen Zeiten bekannt und schon zu mancherlei Scherzen ausgeschlachtet worden; denken wir nur an diese Äußerung von Joubert: »Andere«, so sagt er, »lassen den Gatten seine Mütze oder seinen Hut auf den Bauch der Frau legen ... Viel vernünftiger

---

[5] Die Substantia gelatinosa ist ein Teil des Hinterhorns der Rückenmarksubstanz. Den neueren Theorien zufolge wäre sie nicht einfach ein Zwischenglied von Verbindungsbahnen, sondern ihrerseits schon ein komplexes Integrationssystem, das die Schmerzreize filtern kann, ehe es sie an die höheren Zentren weiterleitet.

aber finde ich, daß er selber den Leib der Frau mit seinem Leib decke, denn wenn diese sich dabei auch nur ein klein wenig bewegt, so lockert sie sanft und gefällig ihre Hüften, und der Same des Gatten glättet den Durchlaß sehr viel besser als Wasser. Ich kenne Personen, die es so halten und deren Frauen es vortrefflich geht, weil sie leicht entbunden haben«. Meist wird auch betont, daß der Mann der Entbindung seiner Frau wegen beiwohne, nicht so sehr wegen des Kindes, daß er sich eher als Gatte denn als Vater betrage. Unsere Beobachtungen entsprechen dem nicht ganz. Uns scheint, in einem bestimmten Klima ist ein Mann imstande, sich sowohl als Gatte wie als Vater zu erweisen. So kann er im günstigsten Falle seine spezifische Rolle als Regulator der Distanz zwischen Mutter und Kind übernehmen; seine trennende Funktion ist manchmal nicht nur symbolisch, denn man kann ihm sehr wohl auch die Abnabelungsschere anvertrauen. Auf jeden Fall ist wichtig, daß die Geburt nicht in einer Phase der reinen Zweierbeziehung erfolgt, in der Mutter und Kind von der Welt isoliert werden. Für die Mutter muß es außer dem Kinde irgendwo noch eine andere Bezugsperson geben. Man könnte meinen, daß es vielleicht nicht die körperliche Gegenwart des Vaters sei, worauf es hier ankomme. Wenn man jedoch Tomatis[6] und seiner Theorie des Spracherwerbs Glauben schenkt, so ist diese körperliche und insbesondere die stimmliche Gegenwart wahrscheinlich wichtig. Sie könnte von der Geburt an den sozialen Spracherwerb beeinflussen, der von dem Bedürfnis ausgeht, mit diesem anderen, diesem Fremden, welcher der Vater ist, zu kommunizieren. Alles, was die Herstellung einer Beziehung zum Vater stört, könnte zu einem Hemmnis für den Prozeß der Lateralisation[7] und zum Anlaß einer Fixierung auf das der Verständigung mit der Mutter gewidmete Stadium der Sprachentwicklung werden.

---

[6] A. A. Tomatis: *L'oreille et le langage*. Éditions du Seuil, Reihe »Microcosme«.

[7] Der Prozeß, durch den man rechts- oder linkshändig wird.

Die häufige Anwesenheit des Vaters bei der Geburt ist soziologisch eine völlig neue Erscheinung. In allen Kulturen ist die Entbindung immer ausschließlich Sache der Frauen gewesen. Vielleicht stehen wir am Anfang einer Epoche, in der sich nicht mehr die Welt der Männer auf der einen Seite und die Welt der Frauen auf der anderen Seite gegenüberstehen.

Die Eigenschaften und Rollen der Anästhesisten und Chirurgen sind genau umschrieben; sie sollten unsichtbar bleiben, in den Kulissen, müssen aber zur Verfügung stehen und gut ausgerüstet sein. Der Operationsarzt sollte eine chirurgische Ausbildung haben, die sich nicht auf den Kaiserschnitt beschränkt; er muß auf die vielfältigsten und unvorhergesehensten Entdeckungen gefaßt sein, wie sie sich bei einer Öffnung der Bauchhöhle ergeben können. So wird auch die Hebamme ihre Überwachungsaufgabe mit Ruhe, Takt und Diskretion erfüllen können, sie kann der Frau in den Wehen psychologische Hilfestellung geben und schließlich zur Zeugin werden, wie das Kind von der Mutter und vom Elternpaar empfangen wird. Abgesehen vom Kaiserschnitt, über den zur rechten Zeit und gut begründet zu entscheiden ist, dürften die meisten geburtshilflichen »Eingriffe« nur noch von historischem Interesse sein. Die Hebamme muß einerseits verstehen, wie wichtig ihre Funktion als wachsame Zeugin ist, die weiß, wann sie Alarm schlagen muß, und andererseits, wie wichtig ihre Haltung im Verlauf der entscheidenden ersten Stunden der Mutter-Kind-Beziehung ist. Dagegen muß sie sich damit abfinden, daß die Bedeutung ihrer manuellen »Eingriffe« gleich null oder geringfügig ist. Es geht hier um eine fundamentale Wandlung im Rollenverständnis der Hebamme und des Geburtshelfers. Im Grunde haben die Menschen im Verlauf einer Geburt immer einen lebhaften Betätigungsdrang gespürt. Die Geschichte der Geburtshilfe ist eine Geschichte unnützer oder gefährlicher Geschäftigkeiten, die man sich ausgedacht hatte, um die Entbindung zu »erleichtern«. Dieses allgemeine Bedürfnis, im Verlauf einer Geburt vielerlei Kunstgriffe anzubringen, objektiviert sich in der Sprache der Geburtshilfe und ist durch Analyse des sprachlichen Unbewußten zu erkennen. Um den Geburtshelfern das Eingeständnis der Strukturen zu entlocken, die sie aufrechterhalten, könnte es genügen, ihre Sprache zu untersuchen. Das Entbindungsheim[8], von dem wir träumen, unsere Utopie wird zunächst einmal aus Wörtern erschaffen. Die Wendung »eine Entbindung durchführen« oder das transitive Verbum »entbinden« deuten auf die aktive Rolle der Hebamme oder des Arztes hin, ebenso wie die Veterinärmediziner, wenn sie von »Kalben« sprechen, dabei an all die Kunstgriffe denken, deren sie sich gewöhnlich bedienen, um »den Inhalt aus seinem Behälter herauszubringen«. Die Hebamme, die »eine Entbindung macht«, denkt, daß es nichts schaden könne, wenn sie sterile Handschuhe anlegt, um den Kopf herauszuziehen und den Damm zu schützen, obwohl doch in der ungeheuren Mehrzahl aller Fälle der Kopf ganz von allein herauskommt, ohne irgendein manuelles Zutun und bei größter Schonung des Dammes. Wenn auch bei der Entwicklung der Schultern eine behutsame Beihilfe gerechtfertigt scheint, so könnten sich doch die zur Rolle der Hebamme gehörigen Griffe zumeist darauf beschränken, daß sie das Neugeborene auf den Leib der Mutter legt oder der Mutter bzw. dem Vater dabei hilft, dies zu tun. Die Gewohnheit, zum »Durchführen einer Entbindung« in Kapuze, Gummistiefeln, Gesichtsmaske und Handschuhen zu erscheinen, kann man belächeln, wenn man die gewaltige Mikrobenflora kennt, von der es in den vulvo-vaginalen und analen Zonen nur so wimmelt und zu der saubere Hände, die kaum ein wenig mit dem Kopf des Kindes in Berührung kommen, nicht mehr allzu viel hinzufügen können. Es wäre also nicht nötig, daß das Kind in den Augenblicken nach der Geburt in ein steriles Milieu kommt, wo es mit Handschuhen angefaßt wird. Ich habe mir die gegenteilige Haltung zu eigen gemacht, und ziemlich oft nehme ich mir die Zeit, bevor ich den Operationssaal verlasse,

---

[8] Im Frz. »maternité« – doch das Wort ist nicht wichtig: es bezeichnet für uns vor allem den Ort, wo sich die Persönlichkeit des neugeborenen Menschen zu gestalten beginnt.

um in den Kreißsaal zu gehen, mir ein menschliches Aussehen zu geben, indem ich Kapuze, Stiefel und Kittel ablege. Was die Wörter »Obstetrik« (Geburtshilfe) oder »Obstetriker« angeht, so sind auch sie wieder sehr bezeichnend (lat. »obsto«: ich stelle mich davor, ich bin ein Hindernis). Wir wollen gar nicht weiter auf der gemeinsamen Etymologie mit dem französischen Wort »obstacle« (Hindernis) herumreiten und vielmehr nur daran denken, daß sie die Position des »Obstetrikers« vor der Gebärenden, vor ihrer Vulva, bezeichnen, und damit zugleich auch die Position der Gebärenden selbst, welches nur die ausgestreckte Rückenlage sein kann, so wie es Mauriceau verlangt hat, damit man die Chamberlainsche Geburtszange besser anwenden könne. Die Etymologie deutet an, daß der Obstetriker vor der Frau steht, damit er handeln, das Kind aus dem Uterus der Liegenden herausholen kann. Es gibt nun aber zahlreiche Alternativen zur liegenden Haltung. Ebenso wie es vor ein paar Jahrhunderten der Arzt war, der die Rückenlage durchgesetzt hat, so schließt heute jede Reflexion über die Rolle des Arztes auch eine Reflexion über die Positionen bei der Entbindung ein. In mechanischer Hinsicht ist die liegende Position vielleicht von vornherein die schlechteste. Man beraubt sich dabei der Unterstützung durch die Schwerkraft. Die Achse der Druckrichtung bildet einen Winkel von 20 Grad mit der Achse des Beckeneingangs. Dies ist eine Verschwendung von Energie. Unsere Gedanken über die Positionen bei der Entbindung treffen sich mit einer Ausstattung des Entbindungsraumes, die anders ist als im klassischen Kreißsaal; der unsere ist ein »wilder« Entbindungsraum, wo uns das Fehlen allen herkömmlichen medizinischen Mobiliars volle Freiheit in der Wahl der Positionen läßt. Die im jeweiligen Augenblick als die bequemste empfundene Position ist ohne Zweifel auch die günstigste. Manche Frauen wählen so spontan eine hockende, kniende oder auch sitzende Position (auf einem obstetrischen Stuhl), während andere immer noch die liegende Position bevorzugen: Ein paar Jahre sind zu wenig, um die Gewohnheiten aus drei Jahrhunderten auszulöschen.

Immer häufiger können wir sehen, daß eine Hebamme, die ihre Zeugenrolle verstanden hat und das Verbum »entbinden« in seiner intransitiven Bedeutung kennt, sich spontan seitlich neben die Gebärende stellt; von der Seite her kann die Hebamme besser die »Austreibungs«-Bemühungen der Gebärenden anleiten. Die Mutter, die Hebamme und eventuell auch der Vater erleben zu gleicher Zeit und nebeneinander die Geburt und entdecken zur gleichen Zeit das Kind. Von den »Austreibungs«-Bemühungen sprechen wir nur, weil es uns noch nicht gelungen ist, das Wort »Austreibung« aus unserem Vokabular zu tilgen; es bezeichnet die letzte Phase der Entbindung, die sich an die Dehnung des Gebärmutterhalses anschließt. Früher sagte die Hebamme: »Pressen Sie, wie beim Stuhlgang!« B. This weist darauf hin, welche Verwechslung von vorn und hinten aus dieser Anweisung spricht, und er bedauert, daß »Austreibung« soviel bedeuten könne wie »sich erleichtern« oder »sich entleeren«. Die moderne Hebamme, die einer »gebildeten« Frau beisteht, fordert sie auf, einzuatmen und dann zu »pressen«, wobei der Atem lange angehalten bleibt. Die Physiologen haben recht, wenn sie diese genau kodifizierte Verfahrensweise kritisieren, und wir haben uns dafür interessiert, ob das Pressen auch bei forciertem Ausatmen geht, ohne daß die Atembewegungen eigentlich angehalten würden, so wie Feijo bei Frauen verfahren ist, die durch Klänge »sophronisiert« worden waren. Durch was für Wörter also sollten wir »Austreibung«, »Geburtshelfer« oder »Obstetriker« ersetzen? Wir wissen es noch nicht. In Ermangelung des idealen Vokabulars halten wir uns den unzulänglichen und möglicherweise gefährlichen Charakter des heute Gebräuchlichen gegenwärtig.

Wenn also so wenig Fachkräfte wie möglich bei der Geburt zugegen sind, im günstigsten Falle niemand außer der Hebamme, deren Rolle genau umschrieben und umgrenzt ist, so wird die Geburt wieder Sache der Familie. Die Mutter ist es, die dem Kinde den Empfang bereitet und es tröstet, mit Berührungen, Gesten und Worten, und sie auch zeigt das Kind seinem Vater.

Keine Technikerhand stört diesen für die Entstehung der Eltern-Kind-Beziehung so entscheidenden Augenblick; die Hebamme ist wachsam und unsichtbar. »Welche Hände sollen das Kind halten? Die der Mutter natürlich. Unter der Bedingung, daß diese Hände alles wissen ... was eben gesagt wurde.« Notwendig muß Leboyer die Kinder selbst aufnehmen, sie massieren und ihnen zusprechen. Die Gebärenden waren auf die Geburt nicht vorbereitet. Heute streichelt die Mutter selbst den Kopf ihres Kindes, massiert ihm den Rücken, spricht zu ihm und vermehrt so nach Belieben die Reizungen, die es beruhigen; sie regt damit nicht nur die Atemtätigkeit des Neugeborenen an, sondern auch ihre Uteruskontraktionen, zur Ausstoßung der Plazenta. Die künstliche Ausstoßung der Nachgeburt wird immer mehr zur Ausnahme.

Mütter, die schon unter anderen Bedingungen entbunden haben, erinnern sich in einem solchen Klima an den Eindruck eines Kindesraubs, den sie bei ihren früheren Entbindungen verspürt haben. »Nachdem man mir das Baby im Gegenlicht der Speziallampen gezeigt hatte«, schrieb eine dieser Mütter, »hat man es mir auf den Leib gelegt, und das war wundervoll, für ein Weilchen. Aber dann kam der Raub, und da bleibt etwas Leeres, etwas Totes zurück von dieser ersten halben Stunde des Kindes, von der man nichts weiß. Ich bemerke heute, daß ich mir diesen Augenblick damals verdunkelt hatte und daß er voller Geheimnisse war: metallische Geräusche, Heulen, Plätschern von Wasser, und dann sieht man sich wieder in einem Bett, das Kind in der Wiege daneben, angezogen und mit einem Namensschild am Arm. Eine richtige Trennung von Mutter und Kind ist geschehen, und dann gehört es uns nicht mehr. Das bringt mich auf die Frage ...«

Diese Erinnerung an eine schon lange zurückliegende Geburt führt auf das Problem des Übergangs aus dem Kreißsaal in das Zimmer, wo sich die Mutter (oder die Eltern) und das Kind aufhalten können. Abgesehen von besonderen Fällen, wie etwa nach einem Kaiserschnitt, sollte es nicht so sein, daß Mutter und Kind »sich wiedersehen«, wie sie Seite an Seite liegen. Es gibt keinen vernünftigen Grund, warum sie sich bei diesem Raumwechsel trennen sollten. Es ist die Ausnahme, wenn eine Mutter sich nicht so gut bei Kräften fühlt, daß sie es vorzieht, zu Fuß zurück in ihr Zimmer zu gehen und dabei das Kind im Arm zu tragen, sobald ein eventueller Dammschnitt oder -riß bei örtlicher Betäubung genäht worden sind. Dieser Übergang darf nicht zum Anlaß dafür werden, daß das Kind brutal »in andere Hände« gelegt wird, oder wir hätten das Aufsetzen jener Maske von Angst und Schrecken, das wir bis dahin vermieden haben, nur um ein paar Minuten hinausgezögert.

Nur ein homogenes Team, homogen in seiner Einstellung zur Geburt, in seiner Art, das Kind und die Mutter-Kind-Beziehung während der ersten Tage zu verstehen, kann für die unerläßliche Kontinuität sorgen.

Entbindungs-Station

Während Ihres Aufenthaltes in der Entbindungs-Station können Sie sich nach Belieben mit Ihrem Kinde beschäftigen.

Das Personal wird sich so wenig wie möglich zwischen die Eltern und ihr Kind drängen, weder durch Eingriffe noch durch Ratschläge.

Für die Pflege und Versorgung des Neugeborenen gibt es keine bestimmten Regeln.

Jedes Kind ist ein Sonderfall.

Niemand kann die wirklichen Bedürfnisse eines Neugeborenen besser beurteilen als seine Mutter.

Seien Sie mißtrauisch gegen mündliche oder schriftliche Ratschläge.

Seien Sie mißtrauisch gegen Leute mit viel Erfahrung.

Wir hoffen, Sie werden sich hier sehr bald »wie zu Hause« fühlen.

»Anti-Hausordnung«, »Anti-Informationsbroschüre«, »Anti-Empfehlungen« für Paare, welche die Geburtshilfe-Station aufsuchen.

Kapitel 3 : Eine Wandlung ?

Im Grunde ist unser Bestreben, die Atmosphäre, die im Entbindungssaal geschaffen wurde, in die Periode des »postpartum« hinein zu erhalten, dank einer sehr kleinen Zahl glücklich zusammengefundener Personen zum Anstoß einer Wandlung geworden, die nun die ganze Station durchmacht.

Die »Geburt ohne Gewalt« wurde zum Ausgangspunkt neuer Überlegungen zur Rekrutierung des beteiligten Stationspersonals. Nötig wäre, daß sich dieses Personal ausschließlich aus »Müttern« zusammensetzte; wohlgemerkt, um »Mutter« zu sein, ist es nicht unerläßlich und auch nicht ausreichend, schon selbst Kinder geboren zu haben, und vielleicht ist es auch nicht unerläßlich, weiblichen Geschlechts zu sein. Die Schwierigkeiten sind wahrhaftig groß. Es sind die Schwierigkeiten, vor denen alle stehen, deren Aufgabe es ist, sich um die Kinder anderer Leute zu kümmern. Man laviert zwischen zwei Klippen hindurch: Die einen fühlen sich allzu sehr für das Neugeborene verantwortlich, sie sind sich allzu bewußt, wie groß ihre Erfahrung ist im Vergleich zur Erfahrung der Mutter, sie sind allzu überzeugt, daß sie für jedes Neugeborene die beste Mutter wären, und manchmal hängen sie allzu sehr an einzelnen Kindern – sie begeben sich mehr oder weniger bewußt in eine Rivalität mit der Mutter. Andere, die vielleicht zahlreicher sind, schützen sich unbewußt vor allzu großer Anhänglichkeit, und sie werden das Kind unpersönlicher versorgen, technischer, schneller, mechanischer, »unmenschlicher« – und diese werden ein schlechtes Vorbild für die Mutter abgeben. Das Verhalten mancher Schwestern, die allzu sehr an Neugeborene gewöhnt sind, kann nur das Bild jener Robotermütter heraufbeschwören, wie es heute von den Müttern künftiger Schizophrener wohlbekannt ist, die mechanisch, gewissenhaft, aber ohne Liebe ihre Kinder großziehen, wobei sie sich zugleich gegen alle inzestuösen oder aggressiven Regungen wehren. Faktisch sind aber diese beiden Extreme zu karikaturhaft; es mangelt im Pflegepersonal nie auch an Frauen, die sehr wohl fähig sind, sich zugleich für die Mutter wie für das Kind verantwortlich zu fühlen, die nicht in Routine verfallen und die es trotz langer Erfahrung verstehen, jedem Kinde »seine Dosis« Hautkontakt, Wärme, Anblicken und Ansprechen zuteil werden zu lassen. Aber soll man überhaupt von einem »Pflege«-Personal sprechen? Ist es überhaupt wünschenswert, daß sich Fachkräfte zwischen Mutter und Kind schieben? Kann die Mutter ihr Kind nicht allein »bemuttern«? Wir haben die Rollen aller Mitarbeiter neu in Frage gestellt und dabei Schritt für Schritt auch die Abkapselung der Kompetenzen aufgelockert: Unsere Psychologin weiß auch mit dem Fingerling und dem Stethoskop umzugehen; unsere Hebamme nimmt an den Psychoprophylaxe- oder Psychotherapiegruppen teil, und sie interessiert sich für das Neugeborene auch dann noch, wenn es schon ein paar Tage alt ist; die Säuglingspflegerin bemerkt auch ein Leiden des Feten während der Wehen; der Assistenzarzt bereitet sich auf das Facharzt-Examen als Pädiater vor und zögert nicht, gelegentlich auch die Hebamme zu vertreten. Von Berufs wegen konzentrieren sich die Säuglingspflegerin und der angehende Kinderarzt auf das Neugeborene. Ihre Anwesenheit ist wichtig an Orten, die gemeinhin von Leuten bevölkert sind, die sich, aus Gewohnheit oder von Berufs wegen, vorzugsweise um die Frau kümmern. Sie alle und auch alle anderen, die auf der Station aus und eingehen, müssen wissen, wie man ein Neugeborenes künstlich beatmet und wie man einer unvorhergesehenen Atemstörung begegnet. Dies ist leicht zu lernen, anhand einer zu diesem Zweck bestimmten Puppe, und kostet die Hebamme oder das Zimmermädchen nicht mehr Mühe als den Arzt. Bei der Rekrutierung des Personals müssen wir zugleich auch die Strategie zur »Institutionalisierung« der Geburt ohne Gewalt im Maßstab einer Krankenhausstation im Auge haben. In der Anfangszeit genügt es, jedem Mitarbeiter ohne Ansehung seines Aufgabenbereichs, die Lektüre des Buches von Leboyer zu empfehlen, um rasch diejenigen herauszufinden, die für eine poetische

Ausdrucksweise offen sind, und diesen den Übergang vom einfühlenden zum rationalen Verstehen, das ihre tägliche Praxis beeinflussen kann, zu erleichtern. Daraufhin werden Tag für Tag, wie durch Ansteckung, auch andere Mitarbeiter spüren oder begreifen, was eine Geburt ohne Gewalt ist, manchmal mit Hilfe der Paare, welche die Station aufsuchen. Wenn die Entwicklung einmal nicht mehr rückgängig zu machen ist, wird früher oder später die gesamte Station die Wandlung mitvollzogen haben.

Die Geburt ohne Gewalt gab unter unseren Mitarbeitern auch Anlaß zu Diskussionen über die Bekleidung des Kindes. Es ist klar, daß man den Säugling nicht mehr hermetisch in Windeln einpacken kann, wenn er von Geburt an die »Erlaubnis« gehabt hat, seinen ganzen Körper zu untersuchen, wenn er die äußerste Freiheit genossen hat; man kann auch die Mutter und das Kind dann nicht mehr von ausgedehnten, unbegrenzten Hautkontakten abhalten. Manche haben auch mit sehr viel handgreiflicheren Argumenten auf die Schädlichkeit der Windeln hingewiesen, z. B. daß ohne sie das Wundwerden des Hinterteils leicht zu verhindern sei. Wir stimmen mit ihnen überein, obwohl wir von ganz anderen Gedanken ausgehen. Aber müßte es nicht genügen, hierzu Jean-Jacques Rousseau nachzulesen? »In dem Augenblick wenn das Kind aufatmet und aus seinen Hüllen herauskommt, dulden Sie nicht, daß man es in andere legt, die es noch mehr beengen würden. Keine Häubchen, keine Binden, kein Leibchen, sondern lockere, weite Tücher, die allen seinen Gliedern Freiheit lassen und weder schwer genug sind, um es in seinen Bewegungen zu behindern, noch so warm, daß es keinen Luftzug mehr spüren könnte. legen Sie es in eine große Wiege, die gut gepolstert ist und wo es sich ohne Gefahr bewegen kann.«

Diese Überlegungen zur Kinderkleidung gehen Hand in Hand mit Überlegungen zur Beschaffenheit der Wiege[1], der Bettwäsche und der Stellung der Wiege am Bett der Mutter. Welches

---

[1] Eine richtige Wiege ist einem unbeweglichen Kinderbett unbedingt vorzuziehen.

auch immer die »Hausordnung« sein mag, das Kind sollte ständig in »Reichweite« der Mutter liegen. Es ist übrigens bezeichnend, daß immer entschiedener Einzelzimmer gefordert werden, in denen ein völlig intimer Umgang zwischen Mutter und Kind oder zwischen den Eltern und dem Kind gewährleistet ist. Diese Nähe zwischen Mutter und Kind kann die allmähliche Beseitigung jeden Autoritarismus in puncto Ernährung des Neugeborenen nur fördern.

Was die Art der Stillung angeht, so sind unsere Beobachtungen bezifferbar und meßbar. Früher dachten wir, wie so viele, daß es Aufgabe des Geburtshelfer-Teams sei, die Mutter zur Bruststillung zu ermutigen, und wir waren überzeugt, daß es dazu das Wichtigste sei, die Vorteile der Bruststillung zu kennen und wissenschaftlich zu erklären sowie auch mit den Gegenargumenten fertigzuwerden, wie sie von einer widerstrebenden Mutter oder ihrer Umgebung vorgebracht werden. Unsere Erfahrung mit der Geburt ohne Gewalt gestattet uns nun, die Bedeutung der Bruststillung durch die Mutter anders zu verstehen. Wir konnten, ohne dies besonders angestrebt oder auch nur vorausgesehen zu haben, eine klare Zunahme der Zahl von Müttern feststellen, die ihren Kindern die Brust gaben. Unsere Milchlieferanten haben es auch bemerkt und sind verärgert. Hinzuzufügen ist, daß die Stillung qualitativ um so befriedigender und die abgegebene Milchmenge um so größer zu sein scheint, je besser die emotionale Gestimmtheit der Mutter ist. Es ist ganz so, als wäre die Bruststillung durch die Mutter die natürliche Begleiterscheinung einer glücklichen Geburt und eines günstigen emotionalen Klimas im Kreißsaal. So erscheint uns die Bruststillung heute immer mehr als ein Symptom, vor allem für eine gewisse Qualität der Mutter-Kind-Beziehung. Zwar fängt die Vorbereitung auf die Stillung schon beim kleinen Mädchen an, wenn es selbst von seiner Mutter gestillt wird, wenn es die Stillung an der glücklichen Brust erlebt. Faktisch sind jedoch die Aussichten, zu beeinflussen, welche Art der Stillung gewählt wird, am größten während der Sitzungen zur Geburtsvorbereitung und im Kreißsaal selbst, bei jener ersten »Begegnung einer Phantasmagorie mit einer Realität«. Niemals wird eine Mutter ihrem Kinde die Brust verweigern, wenn es diese schon auf dem Kreißtisch gefunden hat.

Lassen wir eine junge Mutter zu Worte kommen: »Ah! war das stark, dieses erste Saugen! Wenn es so spontan und so stark ist, dann weil das ›natürlich‹ oder vielmehr notwendig ist. Und warum dürfen das nicht alle Neugeborenen? Ich möchte gern verstehen, was für gute Gründe man da als Ausflüchte erfunden hat, um eine Distanz zwischen Mutter und Kind zu schieben, indem man die erste Stillung 24 oder 36 Stunden hinauszögert... Ich würde gern etwas schreiben über dieses erste Saugen, aber ich kann nicht; ich möchte die Stärke dieses Gefühls mit Worten wiedergeben können, und sei es auch nur, um die Erinnerung daran nicht zu verlieren... Aber dieser Babymund kam mir sehr stark vor, wie der Mund eines Erwachsenen.«

Nichtsdestoweniger gibt es noch manche Mütter, die zögern: Sie sind schlecht vorbereitet, schlecht informiert, noch einige Stunden nach der Geburt. Nur hier stellt sich die Frage in ihrer klassischen Form: Wird die Bruststillung durch die Mutter einen günstigen Einfluß auf die Qualität ihrer Beziehung zum Kinde ausüben? Offensichtlich ja, wenn man nur an die körperliche Distanz denkt, die durch die künstliche Stillung herbeigeführt wird, an die Verringerung der Hautkontakte und an die Verringerung der Stillungsdauer, die sich daraus ergeben. Man muß also zu dieser körperlichen Beziehung ermutigen, welche die emotionale Entfaltung des Mutter-Kind-Paares begünstigt. Bei den widerstrebenden Frauen müssen vor allem die echten Gründe für die Weigerung herausgefunden, analysiert und oft auch ausgeräumt werden:

● Der erste Grund, der häufig genannt wird, ist die Notwendigkeit, zwei Monate nach der Entbindung die Arbeit wieder aufzunehmen.[2] Es ist sehr leicht zu erklären, daß sechs Wochen

---

[2] Die französische Gesetzgebung neigt heute dazu, eine Verlängerung des Urlaubs nach der Entbindung zu erleichtern.

mütterlicher Stillung genügen, um dem Kind die wesentlichen Vorteile dieser Ernährungsweise zuteil werden zu lassen, und daß ein allmähliches Ersetzen der Bruststillung durch die Flasche, zwei oder drei Wochen, bevor die Arbeit wieder aufgenommen wird, weder für die Mutter noch für das Kind körperliche Störungen verursacht. Eigentlich legen aber unsere gegenwärtigen Kenntnisse in bezug auf die Übermittlung von Antikörpern durch die Plazenta und die Muttermilch sowie hinsichtlich des Zeitraums, bis zu dem der Säugling sein eigenes Immunitätssystem entwickelt hat, die Annahme nahe, daß die Stillung im Idealfalle etwa sechs Monate dauern sollte.

● Oft wird von der jungen Mutter selbst oder von der um ihr Wohl besorgten Familie das Argument vorgebracht, Hautrisse oder Geschwüre seien zu befürchten. Es ist zwar unangebracht, eine Frau zu drängen, die bei der Stillung früherer Kinder septische Komplikationen erlebt hat; bei Frauen, die zum ersten Mal stillen, ist es jedoch leicht, auf die schädlichen Folgen allzu langer Stilldauer und starrer Zeitpläne sowie auf die Möglichkeit aggressiver Verletzungen hinzuweisen.

● Eine wirkliche Erschwerung, wenn nicht ein echter Hinderungsgrund, sind manchmal flache Brustwarzen. Man muß dann die ganze pigmentierte Umgebungszone der Brustwarze in den Mund des Kindes einführen und zu erreichen versuchen, daß die Warze in Berührung mit dem oberen Teil der Zunge bleibt. Wenn für diese Berührung gesorgt ist, trägt das Saugen durch Stimulierung der Hypophyse dazu bei, die Milchabsonderung auszulösen.

● Der Wunsch, frühzeitig mit der Empfängnisverhütung zu beginnen, dürfte an sich kein Hindernis sein. Gewiß, in vielen Gegenden ist das Stillen das wichtigste Mittel, einen gewissen Abstand zwischen den Geburten zu halten; man kann aber die Wirksamkeit dieses Mittels in den industrialisierten Ländern als unzulänglich betrachten. Daher verschreibt man gewöhnlich Östrogestagene in sehr schwacher Dosierung (die übliche »Pille«), obgleich empfängnisverhütende Steroide in die Muttermilch übergehen. Vielleicht wären Progestagene mit langfristiger Wirkung im Abstand von vier Monaten gespritzt, vorzuziehen.

● Der Kaiserschnitt ist an und für sich keine Kontraindikation, ebenso wie alle kleineren Eingriffe, die unmittelbar nach der Niederkunft beschlossen werden können. Wir denken hier insbesondere an die vom Nabel her ausgeführte chirurgische Tuben-Sterilisation[3], die bei Müttern von mehreren Kindern manchmal gute Dienste leistet.

● Die tatsächlichen Gründe, warum die Bruststillung abgelehnt wird, bleiben meist unausgesprochen: Der Busen als erotisches Objekt hat den Vorrang vor der Brust als Organ zur Ernährung des Kindes. Man muß also verstehen, die ästhetischen Bedenken des Paares auszuräumen, indem man erklärt, daß bei allmählicher Entwöhnung weniger nachteilige Folgen zu befürchten sind als bei einer brutalen frühzeitigen Entwöhnung.

● Die echten Kontraindikationen gegen die Bruststillung sind also selten: Es sind dies bestimmte, wohlbekannte Krankheiten der Mutter (wie z. B. Tuberkulose, manche Nierenleiden, Kindbettpsychosen), Einnahme bestimmter Medikamente (Mittel gegen Epilepsie), in Ausnahmefällen auch Muttermilch-Ikterus. Besorgniserregend könnte in Zukunft auch das Problem der Insekten-Vertilgungsmittel werden.

Ein Typ von Frauen muß hinsichtlich der Einstellung zu den verschiedenen Stillungsweisen besonders hervorgehoben werden, nämlich die »wissenschaftliche Mutter«, die nur durch genaue Zahlenangaben und Argumente in bezug auf die Zusammensetzung der Milch zu beeindrucken ist. Diesen Frauen kann man gut Argumente vorhalten, deren tatsächliche Bedeutung ja nicht zu leugnen ist und die es verdienen, daß man sie unermüdlich wiederholt:

● Die Muttermilch enthält 11 g Eiweißstoffe pro Liter, mit einem Nutzungskoeffizienten von 90 Prozent, Kuhmilch dagegen 33 g, die zu 75 Prozent nutzbar gemacht werden. Kasein

---

[3] M. Odent, in *La nouvelle presse médicale,* 15. Dez. 1973, 2, Nr. 45.

bildet in der Muttermilch noch nicht ein Drittel der Eiweißstoffe. Die Muttermilch gerinnt feinflockig und wird vom Magensaft mit weniger saurem Ph-Wert zersetzt. Selbst bei vierfacher Verdünnung enthält die industriell verarbeitete Milch immer noch doppelt soviel Eiweiß wie notwendig. Das ist eine Vergeudung, die aufgrund der »dynamisch-spezifischen Wirkung« eine zusätzliche Verausgabung von Energie sowie eine Belastung von Leber und Nieren nach sich zieht.

● Neutralfette sind in beiden Arten von Milch in gleicher Menge vorhanden, doch ist die Muttermilch sehr viel reicher an ungesättigten Fettsäuren, die in der Zeit des Wachstums unverzichtbar sind (besonders für die Nervenzellen).

● Glukoside enthält die Muttermilch 70 g pro Liter, davon 8 g stickstoffhaltige Oligosaccharide (Glykopeptide, welche die Entwicklung der für den Säugling so bezeichnenden, sich vom Milchzucker ernährenden Darmflora von Bakterien fördern), Kuhmilch 50 g, ausschließlich in Form von Laktose, Gegenwärtig gleicht man diesen Mangel der Kuhmilch durch Zusatz eines Polysaccharids aus.

● Am ausgeprägtesten aber sind die Unterschiede hinsichtlich der hydroelektrolytischen Zusammensetzung und des osmotischen Drucks, denn Kuhmilch enthält das Vierfache an Mineralsalzen; unter manchen Bedingungen wird nach oben hin die Grenze zur Salzkonzentration des Urins erreicht. Zugunsten der Muttermilch ist außerdem noch zu sagen, daß sie einen höheren Gehalt an assimilierbarem Eisen und ein besseres Gleichgewicht zwischen Calcium und Phosphor aufweist.

Schließlich wird unsere wissenschaftliche und rationale junge Mutter auch für die Information empfänglich sein, daß im Kolostrum, einer Substanz, die in den ersten Tagen vor der eigentlichen Muttermilch abgesondert wird, und in der Milch selbst Abwehrstoffe der Mutter übermittelt werden, auch wenn sie weiß, daß beim Menschen und bei den Primaten die Übermittlung durch die Plazenta unendlich viel wichtiger ist als bei Schafen und Rindern, beim Pferd und beim Schwein.

Es ist anzuerkennen, daß sich die heute im Handel erhältliche »adaptierte« Milch in der Zusammensetzung immer mehr an die Muttermilch annähert, ohne ihr je ganz gleichzukommen. Vielleicht ist dies nur um so gefährlicher, weil es von der Bruststillung abbringen könnte und ein gewisses Verständnis der Stillung als simple Nahrungsübermittlung begünstigt.

Auch wenn dies langweilig erscheinen mag, fanden wir es doch wichtig, die Frage der Bruststillung deutlich gestellt zu haben, denn diese bleibt auch in den günstigsten Fällen das einzige Mittel, um die Auswirkungen jenes »Kindesraubs« zu mildern, der jeden Tag in den technologisch fortgeschrittenen Entbindungskliniken geschieht. Hören wir auch hier noch einmal J.-J. Rousseau: »Aber wenn die Frauen sich nur bereit finden, ihre Kinder zu stillen, so werden die Sitten sich von allein bessern und die Empfindungen der Natur werden in den Herzen erwachen.«

Der Einfluß der Stillungsweise auf die emotionale Entfaltung des Mutter-Kind-Paares findet eine Erklärung von seiten der modernen Endokrinologie. Bekanntlich wird die Sekretionstätigkeit der Brustdrüse durch das Hypophysen-Prolaktin ausgelöst, und es spricht alles dafür, daß das Prolaktin nicht nur das die Brustsekretion steuernde Hormon ist, sondern, allgemeiner, das Mutterschaftshormon, welches ein mütterliches Verhalten auslöst; so bewirkt die Injektion dieses Hormons bei Mäusen, sogar bei noch nicht geschlechtsreifen, die Aufnahme der Nestbau-Tätigkeit. Die Verhinderung der Milchsekretion vor einer künstlichen Stillung beruht auf der Verordnung hormonaler Produkte, welche die Absonderung des Hypophysen-Prolaktins unterbinden, außerdem auf dem Fehlen jeder Erregung der Brustwarze durch Saugen, so daß der neurohormonale Reflex nicht ausgelöst wird, der eine nicht völlig verhinderte Prolaktin-Absonderung in Gang halten könnte. Gewiß, auch hier sind wieder alle hastigen Schlüsse vom Tierreich auf die menschliche Gattung wohlweislich zu vermeiden. Zwar scheint das menschliche Verhalten im individuellen Maßstab weniger als das der Tiere von Schwankungen des Hormonspiegels abhängig und dafür um so stärker von kulturellen Faktoren beeinflußt zu sein. Dennoch ist die Durchsetzung der künstlichen Stillung, d. h. die Unterbindung jeder Prolaktin-Absonderung bei einem großen Teil der Menschheit, als ein besorgniserregendes Phänomen zu betrachten.

Es ist klar, daß eine gute Mutter auch dann »gut genug« sein kann, wenn sie zur künstlichen Stillung gezwungen ist. Das Fehlen von Autoritarismus, die Art, wie die Flasche gegeben wird, und das Eingehen auf den besonderen Tagesrhythmus jedes Neugeborenen sind vielleicht wichtiger als die Zusammensetzung der Milch. Der Diätetiker Trémolières, der auf das »Gastmahl« Platons und das »Abendmahl« Christi eingeht und besonders das »Brechen des Brotes« erörtert, erinnert uns mit Recht daran, daß die Nahrung zugleich die Aufgabe hat, uns mit der menschlichen Gemeinschaft zu verbinden: »Die Sünde wider das Fleisch besteht darin, die Ernährung auf eine hygienische Verfahrensweise zu reduzieren.« Der Geist, in dem die Neugeborenen ernährt werden, trägt zu dem sozialen Klima bei, das in einem Entbindungsheim herrscht. Verkannt wird gewohnheitsmäßig der akustische Aspekt dieses Klimas und der traditionell von den »Stillungszeiten« beeinflußte Rhythmus. In unserem utopischen Entbindungsheim spielt im Hintergrund eine kaum bemerkbare Musik. Gegenwärtig hören wir die *Hymne an die Sonne* von Rimsky-Korsakow, aber es könnten auch der Hindu-Gesang oder *Der Schwan* von Saint-Saens sein, die *Träumerei* von Schumann oder der *Liebestraum* von Liszt...

Kapitel 4: Klientel und soziales Klima

Wir haben schon von der einfühlenden und rationalen Konzeption gesprochen, die wir uns zu eigen gemacht hatten. Wir haben gezeigt, daß das Verstehen des Buches von Leboyer das Klima, das gemeinhin im Milieu der Geburtshilfe herrscht, in Aufruhr brachte. Wir haben betont, daß die »Geburt ohne Gewalt« keine Methode ist, keine technische Modifikation, die sich vermittels irgendeiner Reform von heute auf morgen leicht assimilieren ließe. Es ist eine Weiterentwicklung in den Grundsätzen, eine Wandlung.

Die Beschreibung des Klimas, das heute in unserem utopischen Entbindungsheim herrscht, bliebe unvollständig, wenn wir nicht auch auf diejenigen eingingen, welche die wichtigsten Träger dieser Entwicklung sind. Was für Menschen suchen unsere Klinik auf, und woher kommen sie?

Die Klienten wenden sich hierher aus zweierlei Gründen. Die meisten Paare wählen unsere Einrichtung aus geographischen Rücksichten. Im Einzugsgebiet, das einem Bezirk von 45 000 Einwohnern entspricht, gibt es keine anderen Entbindungsheime. Landbevölkerung, Arbeiter, Händler, Beamte und Angehörige der freien Berufe sind in ausgewogenem Verhältnis vertreten. Die »Eingeborenen« unter den schwangeren Frauen sind gewöhnlich über das soziale Klima auf unserer Station nicht überrascht. Diejenigen, die schon mehrere Kinder haben, sehen hier eine nicht mehr rückgängig zu machende Entwicklung. Frauen, die zum ersten Mal niederkommen und wenig über die gewöhnlichen Bedingungen bei einer Geburt wissen, scheinen zu denken, daß es überall so ist wie hier. Was die Paare angeht, die sich bewußt, trotz geographischer Hindernisse, für unsere Klinik entscheiden, so repräsentieren sie eine erstaunliche Vielfalt von Lebensstilen, kulturellen und sozialen Kreisen und »Projekten«. Schon diese Vielfalt ihrer Herkunft und ihrer Auffassungen hat uns gezeigt, daß es hundert Möglichkeiten gibt, Leboyer zu verstehen und sich seinen

Gedanken zu eigen zu machen. Die Praxis hat uns in die Lage versetzt, alle jene kennenzulernen, die dem Buch von Leboyer große Bedeutung beimessen.

An die Qualität und Eigenart dieser Klientel ließen sich manche höchst unterschiedlichen Untersuchungen anknüpfen. So lag zum Beispiel die Quote der Frühgeburten 1975 bei 18 von 550 Geburten. Alle Frühgeburten betrafen nun aber Frauen aus dem normalen Einzugsgebiet der Klinik, während die rund 75 Frauen, die aus zum Teil weit entfernten Regionen gekommen waren und vom Beginn ihrer Schwangerschaft an geäußert hatten, für wie wichtig sie bei einer Geburt das Klima in der Umgebung hielten, von Frühgeburten verschont blieben. Anfang 1976 kam es zum ersten Male auch bei einer »motivierten« Frau zu einer Frühgeburt: Das Datum dieser Geburt stimmt überein mit dem Datum des Tages, als der junge Vater nach Guatemala abreiste (...?) Unsere ärztliche Logik ist ohne Zweifel weit entfernt von der »Logik des Signifikanten«.

● Manchen Bewohnerinnen der großstädtisch-industriellen Ballungsgebiete ist bewußt geworden, wie unheilvoll sich die Anonymität und Langeweile des genormten Lebens auf sie selbst auswirken, und für ihr Kind träumen sie davon, es solle in einer anderen, brüderlich-herzlichen Welt geboren werden. Sie leiden darunter, daß sie zwei psychische Grundbedürfnisse nicht befriedigen können: das Bedürfnis nach Identität und das Bedürfnis nach Stimulierung. Diese Frauen setzen all ihre Hoffnung in den Gedanken Leboyers. Sie haben sich aufgemacht, eine Mutterschaft mit menschlichem Antlitz zu suchen. Wir sehen darin den Ausdruck einer bestimmten Form politischen Bewußtseins.

● Paare aus verschiedenen sozio-kulturellen Milieus, in denen einer der Partner sich einer analytischen Psychoanalyse oder einer analytischen Psychotherapie unterzogen hat, suchen unsere Klinik ganz so auf, als ginge die Überprüfung der zwischenpersönlichen Beziehungen Hand in Hand mit dem Bemühen um ein gewisses Klima zur Zeit der ersten Beziehungen mit dem Neugeborenen. So konnten manchmal Schwangerschaft, Niederkunft und post-partum als eine Periode der »Entfaltung« erlebt werden, obgleich doch eher eine Verschlimmerung der pathologischen Erscheinungen zu befürchten gewesen wäre.

● Es kamen auch Frauen, die zu Beginn der Schwangerschaft in einer hoch technisierten Klinik überwacht worden und als »Risiko-Schwangerschaften« eingestuft worden waren. Die Angst treibt manche Frauen dazu, ein Entbindungsheim zu suchen, wo eine andere Logik als die medizinische eine Chance hat, zu Wort zu kommen.

● Manche Mitglieder der französischen Bewegung für Familienplanung und anderer Bewegungen mit ähnlichen Zielen haben lange darüber nachgedacht, welchen Einfluß die heute immer häufiger freiwillige Empfängnis auf die Qualität der Mutter-Kind-Beziehung ausüben könnte, und sich über die üblichen Bedingungen der Geburt Sorgen gemacht. Allerdings wird es niemals eine reinliche Scheidung in zwei Arten von Schwangerschaften, den erwünschten und den unerwünschten, geben. Es wäre eine grobe Vereinfachung, sich dies vorzustellen, und es hieße, den Begriff der Ambivalenz in seiner Bedeutung zu unterschätzen: Die Ambivalenz gegen das Kind, das geboren werden soll, ist innerhalb gewisser Grenzen etwas ganz Normales. Die Gesetze des affektiven Lebens kennen kein Alles oder Nichts. Der vierte Teil einer Geburtsanzeige für »Sylvia«, die in unserer Klinik geboren wurde, ist bezeichnend:

»Kind, du wirst nicht aus Zufall geboren?
Kind, wir haben gewollt, daß du kommst!
Kind, wir bringen dich ins Leben, heute, in der Geschichte der Menschheit auf ihrem Wege durch die Widersprüche, welche ihr Antrieb sind!
Kind, wir werden dich nicht ›leben lassen‹! Wir lehnen dich nicht ab wie ein menschliches Relikt, mit dem man nichts weiter vorhat, könnte man fast sagen, als es zu konservieren, angeblich weil eines schönen Tages einmal eine männliche Samenzelle ein Ei befruchtet haben soll.
Kind, vor allem wirst du inmitten des Kampfes geboren, den wir führen, wir, deine ›natürlichen‹ Eltern, wo wir dich werden aufwachsen lassen, während du zugleich uns umformen wirst.
Kind, vor allem wirst du zwischen unseren Eltern geboren, unseren Familien, unseren Freunden und Genossen.

Auch ihr, Eltern, Freunde und Genossen, ihr werdet sie nicht leben lassen. Was wäre das für eine Geburt, die nichts weiter wäre als eine Gelegenheit unter anderen, wie Kommunion, Hochzeit oder Tod, ein Anlaß, einmal wieder zusammen zu fressen, eine Feier ohne Folgen, nach der sich jeder, wenn die Lichter gelöscht sind, wieder in seine Privatzelle einriegelt?
Eltern, Freunde, Genossen,
seid nicht bloß Bekanntschaften für Sylvia – seid *Genossen*. Mögen durch Euch die Mauern des privaten und schon längst verstümmelten Familienlebens gebrochen werden, welche die alte Gesellschaft immer wieder um uns aufrichtet. Möge durch Euch Sylvia wahrhaft für die Welt geboren sein, im stürmischen Wind der Geschichte.«

Dieser Text zeigt, daß die Verfechter der Familienplanung die Mobilisierungsarbeit in breiten Bevölkerungsschichten gewohnt sind und manchmal Kreisen nahestehen, deren Projekte in engerem Sinne politisch sind.

● Wir denken hier an die »neue Linke« außerhalb der traditionell marxistischen Strömungen, für die »das Leben ändern!« zur Leitparole geworden ist. Wir denken an jene »linke Sensibilität«, die sich von traditionellen politischen Aktionsformen gelöst hat und dazu auffordert, Änderungen im Gang der Dinge nicht mehr nur von der ökonomischen und politischen Revolution zu erwarten. Diese neue Linke hat Leboyer verstanden. Will man »das Leben ändern«, so muß man alles ändern, »alles, und zwar sofort«. Das Leben, den Menschen, kann man nicht ändern, wenn man nicht zunächst einmal die Art, wie er geboren wird, ändert. Die »linke Sensibilität« ist bereits in die Entbindungsheime eingedrungen.

● Die Politisierung des medizinischen Tuns ist ein Charakteristikum des Jahres, in dem das Buch von Leboyer erschien; vermutlich hat sie seine Verbreitung und in manchen Fällen auch das Verständnis erleichtert. Wie J.-C. Polack[1] bemerkt, hatte die Medizin seit dem griechischen Altertum »eine Insel im Ozean der politischen Leidenschaften« gebildet. Die Unterminierungsversuche, die im Mai 1968 begannen, haben vor dem Bezirk der Medizin nicht haltgemacht, und seit jenem

[1] J.-C. Polack: *La médecine du capital.* Maspero, »Cahiers libres«, 1971.

Wendepunkt, den ein von den Studenten verfaßtes Weißbuch kennzeichnet, wird die Medizin jeden Tag von neuem in ihrer Ideologie, ihren Institutionen, Instrumenten und Auswirkungen in Frage gestellt. In Frankreich sammeln sich in der GIS (Groupe Information Santé) Leute, die ihr Wirken als Teilnahme am Klassenkampf verstehen, obgleich sie sich nicht notwendig in den Fabriken und Werkstätten befinden. Die Ärzte dieser Gruppe wissen wohl und bestreiten nicht, daß sie de facto auf seiten der »Herrschenden«, der »Reichen«, stehen. Der Daseinszweck der GIS ist ein doppelter: der Kampf gegen eine Medizin, die den Menschen verdinglicht, und der Kampf gegen eine Wissenschaft, die nur eine gefällige Maske der Unterdrückung ist. Die Gruppe beteiligt sich an dem heftigen Angriff auf die »Ideologie der Fachkompetenz«. Die Reflexion über eine »Geburt ohne Gewalt« ist mit den Zielen einer solchen Gruppe gut vereinbar.

● Es ist nicht unwichtig zu unterstreichen, daß im gleichen Augenblick, als Leboyer sich aussprach, Ivan Illich die arglose englischsprachige Ärzteschaft mit einem aufsehenerregenden und bewußt skandalösen Artikel zum Thema der *medizinischen Nemesis* in der Zeitschrift *The Lancet* überraschte. Illich verkörpert die Anfechtung der medizinischen Institution, den Protest gegen die institutionelle Verwaltung des einzelnen von der Geburt bis zum Tode. Illich zufolge sind die bezeichnendsten Auswirkungen der Dienstleistungen von Ärzten und Krankenhäusern die durch sie selbst verursachte Erzeugung (Iatrogenesis) von Angst, Schmerz, Invalidität und Unangepaßtheit. Für den besten Gesundheitszustand würde eine Gesellschaft sorgen, die das Eingreifen der medizinischen Experten auf ein Minimum beschränkte. Seit jenem ersten, einleitenden Artikel hat Illich sich auch an das französische Publikum gewandt, und Leboyer hat seinerseits das englischsprachige Publikum erreicht. Auch Illich vertritt eine Anklage gegen den Weltimperialismus der Technik. Immer wieder wird die eine Frage gestellt: Wo ist die Grenze zwischen dem, was jeder Mensch für sich allein oder mit Hilfe seiner Nächsten tun kann, und dem, wozu es der Fachleute bedarf? Aber wenn Illich auch ausführlich auf Krankheit und Tod, auf die medizinische Kolonisierung des täglichen Lebens eingeht, so hat er doch keine Gelegenheit, die gewöhnlichen Bedingungen des Geborenwerdens in unseren »fortgeschrittenen Gesellschaften« zu untersuchen. Ist es nicht aber die ärgste Karikatur einer Medikalisierung des Alltags, wenn aus der Schwangerschaft eine Krankheit und aus der Niederkunft ein chirurgischer Eingriff gemacht wird?

Wir gestatten uns hier eine Zwischenbemerkung, um darauf hinzuweisen, daß die Kritiker der medizinischen Institution es ganz allgemein noch nicht unternommen haben, zwei ungeahnt weite Bereiche zu untersuchen: die Bedingungen der Geburt einerseits und das besorgniserregende Ausmaß der operativen Behandlung von Knochenbrüchen, die Zahl der »Osteosynthesen« andererseits.

● Anhand der Klientel unserer Klinik ist es leicht festzustellen, inwieweit die »ökologischen« Sozialbewegungen die Zahl der Kämpfer gegen die herrschende medizinische Ideologie vermehren. Die »Ökologisten«, die der Ansicht sind, daß unsere Gesellschaft die Kontrolle über die Technologie verloren hat, haben den Thesen Leboyers begeistert zugestimmt. Wir konnten daher mit Gruppen wie den »Freunden der Agrobiologie und des Handwerks«, »Nature et Progrès«, »Nature et Vie«, »Vie et Action« oder »Cérédor« Bekanntschaft machen. Die Hygiene-Bewegung des Amerikaners Shelton hat sich schon seit langem für Entbindung und Geburt interessiert. Shelton[2] zufolge müßte, wenn alle bewußten Funktionen in normalem Maße angenehm seien, die Entbindung ein Vergnügen, ein wahrer Orgasmus sein und nicht eine Situation des Leidens. Shelton bedauert, daß die professionellen Geburtshelfer so oft störend in Entbindungen eingreifen, die ohne ihre »Hilfe« zumeist normal verlaufen würden: »In der großen Mehrzahl der Fälle haben die Geburtshelfer nichts weiter zu

---

[2] *Dr. Sheltons Hygienic Review*, Juni 1969.

tun, als das Neugeborene in Empfang zu nehmen und einige einfache Handreichungen auszuführen, die früher von den Nachbarinnen der Gebärenden erledigt wurden, oder auch, wie in zahlreichen sogenannten wilden Volksstämmen, von der jungen Mutter selbst.« Unter Sheltons Schülern zirkulieren Dokumentationen über die Entbindung, die insbesondere ein ernsthaftes Abwägen der Vor- und Nachteile der verschiedenen geburtshilflichen Positionen verraten. Die Gründe für eine liegende Position werden darin scharf bestritten.

● Daß Leboyer die »gewaltlosen Kommunen« überzeugt hat, könnte als eine Selbstverständlichkeit erscheinen. Hat nicht Leboyer selbst uns in Erinnerung gerufen, was *Lao Tse* gesagt hat:

Wenn er zur Welt kommt,
ist der Mensch zart und schwach.
Im Tode aber
wird er hart und starr.
Schilfrohr und große Bäume
sind biegsam und zart
in ihrer Jugend.
Sterben sie ab,
sind sie steif und dürr.
Stärke und Härte sind
die Gefährten des Todes.
Das Zarte und das Schwache
sind Freunde des Lebens.
Wirklich, die Stärke
hat niemals gesiegt.

Eigentlich ist die »Gewaltlosigkeit« für diese Gruppen vor allem eine Strategie, die Methode, die am meisten Aussichten hat, eine soziale Revolution zum Erfolg zu führen, denn sie besitzt die dreifache Kraft, jene, die ausgebeutet werden, zu mobilisieren und zu stärken (ohne sie in ihr Gegenteil, in Tyrannen, zu verwandeln), das Establishment zu schwächen und zu demoralisieren und die schweigende Mehrheit für sich zu gewinnen. Es ist eine wesentlich defensive Strategie: Wenn es gelingt, die disziplinierte Gewaltlosigkeit zu verbreiten, entzieht man sich allen Gefahren. Daher schienen zu der Zeit, als Leboyer schrieb, die gewaltlosen Gruppen stärker von der Wehrdienstverweigerung angezogen und in Anspruch genommen zu sein als von den Bedingungen der Geburt. Ihre schnelle Sensibilisierung war jedoch vorauszusehen.[3]

Es sieht nur so aus,
doch es wandelt sich nichts.
Aus dem Orient kommt
uns noch immer das Licht.
Ohne Sw. und ohne Indien
wäre dies Buch nie geschrieben worden.
Nicht einmal die Idee dazu
wäre mir gekommen.

Jene, welche die »Wahrheit«, die transzendente Realität, anderswo suchen als in der rationalistischen Philosophie des Abendlandes, außerhalb der erstarrten Religionen, des moralischen und sozialen Dogmatismus oder Konformismus, jene folgen Leboyer auf seinem Wege. Wir denken hier an verschiedene asiatische Meditationstechniken wie die des Zen: Bei der »spirituellen Diskussion« etwa muß der Schüler die Antworten auf bestimmte Fragen finden, ohne allzu viel nachzudenken. Die Adepten der Philosophie des Yoga verachten den Intellekt. Die unaufhörliche Bewegung des zerebralen Denkens erscheint ihnen als der Nebel, der uns das Göttliche verbirgt. An den Quellen der Lust, nämlich im eigenen Körper und nicht im Denken, könnten wir zu dem Schöpfungsprinzip der Welt Zugang finden; und es wären die körperbezogenen Techniken, die uns ein Vorgefühl des Absoluten gewähren könnten, von dem wir nur fragmentarische Äußerungen wären. Ohne Indien hätte Leboyer uns nicht die Berührung lehren können, jene »Ursprache«, die »Sprache von Haut zu Haut«, die Sprache »dieser Haut, aus der sich alle anderen Sinnesorgane entwickelt haben«. Man muß lernen, die »Nacht aller übrigen Sinne« eintreten zu lassen, »um nur noch Berührung zu sein«.

---

[3] Die französische Wochenzeitung *Combat non violent* hat dem Thema der Geburt seither mehrere Artikel gewidmet.

● Zahlreiche Mystiker, die Mitglieder mancher esoterischer Bewegungen, wie die des alten und mystischen Ordens der Rosenkreuzer, waren ebenfalls darauf vorbereitet, die »Geburt ohne Gewalt« unmittelbar zu verstehen, und ebenso alle jene, die wie Leboyer selbst den Aufruf des Visionärs *C. G. Jung* vernommen haben: »Die christliche Kultur hat sich in erschreckendem Ausmaß als hohl erwiesen: sie ist äußere Politur; der innere Mensch aber ist unberührt und darum unverändert geblieben. Der Zustand seiner Seele entspricht nicht dem äußerlich Geglaubten... Ja, es steht äußerlich alles da, in Bild und Wort, in Kirche und Bibel. Aber es steht nicht innen.«[4]

● Leboyer ist Mystiker, und Leboyer ist Dichter. Viele haben ihn verstanden, weil er Dichter ist. Viele Menschen sind Dichter. Manche unter ihnen werden unserer Interpretation mit der Befürchtung begegnen, wir liefen Gefahr, das ursprüngliche Erlebnis zu zerstören. Manche werden den Vorgang der Rationalisierung bedauern. Handelt es sich denn aber wirklich um Dichtung? Ja. Hören wir:

Sie beugen sich nieder,
erniedrigen sich,
gehorchen, demütigen sich.
Küssen die Erde.
Unterwerfen sich Ihr.
Und indem sie dies tun, schließen sie den Körper, die Brust,
machen sich leer,
atmen aus ...
und nehmen, des Atems beraubt, Stellung und Zustand des Kindes vor
der Geburt wieder ein.
Nachdem sie zutiefst gehorsam gewesen sind, mit der Stirn
Jene berührt haben, die sie trägt, sie nährt und in die sie eines Tages
zurückkehren werden,
sind sie bereit zur Wiedergeburt.
Sie erheben sich wieder,
entfalten sich.
Der Rücken weitet, entfaltet sich.
Die Luft strömt in ihn ein.

---

[4] C. G. Jung: Psychologie und Alchemie, S. 26 (Ausg. Walter, Olten, 1975).

Aufrecht, die Augen zum Himmel gerichtet, umfangen vom Licht,
getragen von seiner Eingebung, spüren sie schaudernd die
Kraft, die sie übermannt.
Ja, dies ist das Gebet.
Dies ist der kurze, der lange Weg aus der Tiefe des Wassers,
durch die Erde, die Luft,
der im Höhenflug endet.
Dies ist der harte Weg, den das Leben durchmessen hat und den
jedes Wesen bei der Geburt noch einmal zurücklegen muß.
Betet man im Gehen?
Dauert die Geburt nur einen Augenblick?

Leboyer ist Dichter. Er weiß Gefühlszustände zu schaffen. Er
ist ein Mensch am Rande der Gesellschaft, wie alle Dichter.
Jener großen Erscheinung der Gegenwart, die in der Verschmelzung von Wissen und Macht besteht, begegnet er mit der
Poesie als politischer Gegenkraft, als Anti-Wissenschaft und
»diagonale Rede«. Er weiß das tägliche Leben poetisch zu
machen. Er vergegenwärtigt uns, daß die Poesie eine Haltung
zu den Dingen ist, ein geistiger und moralischer Zustand, eine
Art, zu sehen und sich zu verhalten angesichts der Welt. Die
Poesie steckt als Möglichkeit in allem. »Für den echten Poeten
ist alles Poesie.« Leboyers Verdienst ist es, den poetischen, d. h.
irrationalen, Seelenzustand neu erschaffen, die Poesie in einer
Umgebung wiedererweckt und in Gebrauch genommen zu
haben, wo sie seit langem verbannt war. So stark ist die Macht
der Gewohnheiten, daß es eines richigen Lehrgangs bedarf,
damit dieser »paralogische« Zustand in den Kreißsaal wieder
Eingang findet. Die Poesie Leboyers ist eine surrealistische
Poesie, die auf Schritt und Tritt im Gefühl des Wunderbaren
begegnet, die Freude zu schenken weiß, indem sie jenes immer
neue Erstaunen des Menschen bei der Entdeckung der
wirklichen Welt wachruft, die durch Entregelung des Geistes zu
einer neuen Sicht der Dinge anregt:

Nur das Baby ist noch da.
Die uralte, ewige, trügerische Teilung zwischen dem Betrachter und
dem Betrachteten ist aufgehoben.

Nur das betrachtete Kind bleibt. Nicht als das, was wir von ihm wissen, was wir von ihm gelernt haben, was uns von ihm berichtet worden ist, was wir darüber gelesen haben.

Es wird als solches betrachtet.

Es wird betrachtet. Oder besser, man läßt sich von ihm überwältigen. Ohne Bezugnahme. Ohne Vorurteile. In aller Unschuld. In aller Neuheit.

Man wird »es«.

Der Geburtshelfer ist zum Neugeborenen geworden.

Der Verfechter der Familienplanung, die Linken, die sich im »Kampf des Subjektiven« engagiert haben, die Kritiker der herrschenden medizinischen Ideologie, die ökologischen Gruppen, die Hygieniker, die »Gewaltlosen«, die Orientalisten, Mystiker und Dichter, haben nicht eigentlich sie alle, die Leboyer um sich gesammelt hat, einen bestimmten Wunsch gemein, den Menschen zu verstehen und »das Leben zu ändern«?

● Für andere wieder bedeutete die »Geburt ohne Gewalt« einen Anlaß zum Nachdenken: Diese ließen sich offenbar von ihrer Ausbildung oder ihrer fachlichen Tätigkeit leiten. Aber sind nicht gewisse »Berufe« an und für sich schon Ausdruck eines außergewöhnlichen Interesses am Menschen und seiner Zukunft? Bezeichnend ist, daß wir seit November 1974 Gelegenheit hatten, an Diskussionen mit den Studentinnen einer pädagogischen Hochschule über die Geburt ohne Gewalt teilzunehmen und daß manche dieser Studentinnen, insbesondere angehende Kindergärtnerinnen und Vorschullehrerinnen, für den Appell Leboyers besonders empfänglich waren. Ebenso konnten wir feststellen, wie außerordentlich leicht es war, unter den Studentinnen an einer Schule für Kinderpflegerinnen und den schon berufstätigen Kinderpflegerinnen Verständnis zu wecken. Dabei entstand in uns der Plan, eine geheime Hebammenschule zu gründen. Was die Psychoanalytiker angeht, so mußten sie nicht erst Leboyer verstehen; sie haben vor ihm und unabhängig von ihm dasselbe gesagt. Für viele Psychoanalytiker, die jeden Tag das Unbewußte erforschen, ist die »Geburt ohne Gewalt« die Geburt einer

Selbstverständlichkeit, »wie eine Erinnerung, die einem im Verlaufe seiner Psychoanalyse wieder zugänglich wird; man hat den Eindruck, es sei etwas Vertrautes, und doch war es bis dahin ausgelöscht«. Zweifellos ist den Psychoanalytikern die Aktualität hier zu Hilfe gekommen. Die Aktualität in Leboyers Äußerung lag in der Neuentdeckung und Vervollständigung der unformuliert gebliebenen Thesen von Groddeck. Diese Dialektik der Sexualität, derzufolge der Phallozentrismus dem Matrizentrismus Platz macht, ist von großer Tragweite. Die Frau bestimmt sich nicht mehr aus dem Verhältnis zum Manne, sondern im Verhältnis zur Matrix, zur Mutter, sie ist nicht ein Mann, dem etwas fehlt; und das Kind ist kein Symbol, das den Phallus ersetzt, sondern Objektivation des Mutterschoßes. Vielmehr ist der Mann als eine mißratene Frau zu verstehen; er wir von dem Wunsch nach Schwangerschaft beherrscht, von der Angst vor der Unfruchtbarkeit, nicht vor der Kastration. Die Erektion bezeichnet den Wunsch, zu der menschenerschaffenden Welt der Frau Zugang zu finden. Wie sollte man nicht an diese matrizentrische Dialektik denken müssen, wenn man sich fragt, was die Widerstände gegen die Entfernung des Samenstrangs zu bedeuten haben oder wenn man einer Entbindung zusieht, bei welcher der Vater zugegen ist: Der Mann verspürt ein Bedürfnis, sich zu betätigen, er macht sich Gedanken, welches seine Rolle sei. Könnte man hier nicht den Ansatz zu einer Deutung der zahlreichen unnützen Maßnahmen finden, von denen eine Geburt gewöhnlich begleitet wird?

Groddecks matrizentrische Theorien wurden faktisch zur gleichen Zeit entwickelt wie Ranks Überlegungen über das Trauma der Geburt; beides ergänzt sich vermutlich eher, als daß es sich widerspräche. Wenn Rank die Tatsache reflektiert, daß unser ganzes Seelenleben und unsere ganze Einstellung zur Welt vom Standpunkt des Mannes bestimmt sind, so schließt er daraus nicht, wie Adler, daß diese Einstellung Folge einer sozialen Unterschätzung der Frau sei, sondern nimmt umgekehrt an, daß es sich dabei um einen Ausdruck der Urverdrängung handle, »welche das Weib wegen seiner ursprünglichen

Verbindung mit dem Geburtstrauma auch sozial und intellektuell herabzusetzen und zu verleugnen sucht. Indem wir nun die verdrängte Urerinnerung an das Geburtstrauma wieder bewußt zu machen suchen, glauben wir auch, die damit zugleich verdrängte Hochschätzung des Weibes durch Befreiung des auf seinem Genitale lastenden Fluches wieder zu rehabilitieren«.

Aktuell war für die Psychoanalytiker auch die Bedeutung der Plazenta, des »Fusionsmythos«. B. This zufolge wird die Plazenta, das vermittelnde Objekt, in unserer Zivilisation immer vernachlässigt. Die Plazenta ist offenbar störend, weil sie eine Schranke zwischen Mutter und Kind bildet. Der Mythos von der »ursprünglichen Einheit« erscheint als der Mythos schlechthin. This sagt, Rank habe auf dem Umweg über das »Trauma von der Geburt« den Mythos einer totalen ursprünglichen Fusion verstärkt, ein Glaube, der auf die Leugnung der im Augenblick der Geburt nicht sichtbaren Vaterschaft hinauslaufe. Auch der Schmerz bei der Entbindung steht für This im Dienste dieses Fusionsmythos: »Da seht Ihr doch, daß dieses Kind mein Fleisch, mein Blut und mein Leben ist, denn es tut mir doch so weh, mich davon trennen zu müssen.« Der Vorsatz, dem Kinde als einem »minderwertigen, unvollständigen, tauben und blinden« Geschöpf zu begegnen, das Massaker an der heiligen Unschuld, das wir jeden Tag in unseren Entbindungskliniken veranstalten, stünden gleichfalls in Beziehung zu dieser Fusionsphantasie, die wir alle teilen.

Kapitel 5 : Dialoge und Reflexionen

Es könnte sein, daß der Mensch der
Tradition schon zu alt geworden ist und seit
Jahrhunderten zu wenig gedacht hat.«
Heidegger

In einem »geselligen« Entbindungsheim, das mitten in einer
Wandlung begriffen ist, wo die Barriere zwischen Betreuern
und Betreuten zu verschwinden beginnt, wo die Trennung
zwischen den Kompetenzbereichen sich verwischt, wo eine
bunte Vielfalt von Menschen zusammenkommt und wo wir
versuchen, in einem angenehmen Rahmen eine echte Gemeinschaft des Zusammenlebens herzustellen, dort herrscht ein
günstiges Klima für den Dialog, für Forschung und Nachdenken. Die Gegenstände des Nachdenkens sind von solcher
Vielfalt, daß wir der Wirklichkeit am besten gerecht werden,
wenn wir sie in einer willkürlichen Unordnung darstellen.
Zu allererst eine Feststellung: Die Entwicklung zur Geburt
ohne Gewalt, zur gelassenen Geburt, ist unwiderruflich. Eine
Frau, die in diesem Klima gelebt hat, sei es als Mutter, sei es als
Augenzeugin oder sei es, wie es manchmal vorkommt, in einer
tiefen Einswerdung mit Leboyer, dank der Schönheit seiner
poetischen Aussage, wird in Zukunft die gewöhnliche Atmosphäre, die in den meisten Entbindungsheimen von heute
herrscht, nicht mehr ertragen können. Dasselbe gilt auch für
das Geburtshelfer-Team, das sich mit dem Klima und den
Maßnahmen, die Leboyer vermittelt, vertraut gemacht hat.
Seine Mitglieder werden sich in ein »orthodoxes« Team nicht
mehr einordnen können. Umgekehrt jedoch passen manche
jungen Hebammen, die auf den offiziellen Schulen ausgebildet
wurden, sich rasch und ohne Mühe an unsere Station an.
Nichtsdestoweniger ist die Versuchung groß, das Personal erst
an Ort und Stelle auszubilden oder sogar eine geheime
Hebammenschule aufzubauen, die insbeoondere den Säuglingspflegerinnen vorbehalten wäre. Die Vorarbeiten zur

Verwirklichung dieses Projekts wurden zum Teil schon in Angriff genommen. Wenn wir sagen, daß die Entwicklung zur Geburt ohne Gewalt unwiderruflich sei, so heißt das, wir unterstreichen, wie extrem wichtig sie ist – auch wenn die Geburtshelfer Leboyer nicht begriffen haben. Und dennoch, war seine Botschaft nicht auch an sie gerichtet?

»Zu guter Letzt kann ich nur eines sagen: Versucht es!«

Tatsächlich haben die Geburtshelfer sein Plädoyer angehört, und ihr Unbewußtes hat ihnen vielleicht dessen ganze Tragweite angezeigt. Sie haben mit ungewöhnlicher Einmütigkeit in den auflagenstarken Frauenzeitschriften Stellung genommen.[1] Die meisten haben angemerkt, daß, wenn die Entbindung »im Dunkeln« stattfände, die so mühsam eingeführten Sicherheitsbestimmungen nicht mehr einzuhalten seien. Zitieren wir die Äußerung eines Klinikprofessors[2]:

... Ich denke, wir haben schon genug konkrete Probleme zu lösen im Verlauf einer Entbindung, auch ohne daß wir uns Zauberträumen hingeben, die zu Maßnahmen von mehr als fragwürdiger Nützlichkeit führen. Sicher ist, daß Geborenwerden für das Kind kein angenehmer Vorgang sein kann, wenn es auch schwierig ist, von unserer Psyche auf die des Feten zu schließen. (...) Es erscheint mir als riskant, Entbindungen im Dunkeln vorzunehmen, wo es doch schon nicht einfach ist, sie durchzuführen, wenn man sehen kann, was man tut. Schließlich, das Kind mit einem Bade zu empfangen, heißt nur den Austritt aus der flüssigen Umgebung hinauszuschieben. Früher oder später muß es doch hinaus. All dies erscheint mir unnötig, denn, wie Sie so richtig sagen, es heißt, die Aufmerksamkeit der Geburtshelfer auf Maßnahmen lenken, bei denen die Gefahr besteht, daß man darüber das Wesentliche seiner Kunst aus den Augen verliert. Ich danke Ihnen, daß Sie die Dinge ins rechte Licht gerückt haben[3] (...)

[1] So in *Elle,* März 1974.

[2] Prof. Jacques Varangeot von der geburtshilflichen und gynäkologischen Klinik der Fakultät. Mitglied der Akademien für Medizin und Chirurgie.

[3] Die maßgeblichen Schriften jener zu neutralisieren, die in Universität und Klinik die Macht haben, ist immer eine langwierige und mühselige Aufgabe. An Beispielen ist kein Mangel. Nennen wir eines der beredtesten: Über 50 Jahre lang wurden alle französischen Mediziner in der Doktrin erzogen, Venenentzündungen seien über längere Zeit ruhigzulegen; dahinter stand die dogmatische Strenge illustrer Klinikchefs wie Henri Vaquez, Charles

Ferner konnten wir lesen:

Wenn es einen Augenblick bei der Entbindung gibt, der für das Kind gefährlich und schmerzhaft ist, so ist dies nicht der Moment des ersten Schreis oder des ersten Atmens, sondern die lange Phase der Uteruskontraktionen, das Einschneiden des Kopfes und sein Durchgang durch das manchmal sehr enge Becken (...) Damit sich die in Frankreich immer noch hohe Zahl der Unglücksfälle bei der Geburt vermindert, ist es wichtig, eine große Anzahl von Gynäkologen/Geburtshelfern und von Hebammen auszubilden; ich glaube nicht, daß es die erste Etappe zur beschleunigten Ausbildung der neuen französischen Geburtshelfer ist, wenn sie im Halbdunkel stehen, ein warmes Bad vorbereiten und auf Mutterliebe machen...[4]

Oder folgendes, wobei immer noch in »thermodynamischen« Ausdrücken über das Neugeborene gesprochen wird:

Wenn man jedoch glauben macht, die Gewaltlosigkeit erfordere eine Inszenierung, welche die Sauerstoffversorgung in Gefahr bringt, da wird es denn doch schädlich. Jedermann weiß, daß von der Qualität der Sauerstoffversorgung des Feten in der ersten Minute seines Lebens seine künftige »Qualität« als Mensch abhängt. Mit 16 Jahren ist es einem denn doch lieber, man ist atmend und schreiend geboren worden als ohne Atem und mit Liebkosungen. Auch die »Dorftrottel« haben manchmal so ein sanftes Lächeln (...)[5]

Zitieren wir abschließend noch eine weitere Pariser Stimme aus den Frauenzeitschriften:

Nur diese paar Zeilen, um Ihnen ein ›Bravo‹ zuzurufen... Bravo für den Mut und die Klarsicht, mit der Sie die rückständigen und gefährlichen Methoden eines Kollegen angreifen. (...) Sie machen Ihrem Beruf alle Ehre, indem Sie versuchen, gegen diesen modischen Snobismus anzukämpfen: »das Zurück zur Natur bei der Entbindung«. Diese Verrückten vergessen, daß die Müttersterblichkeit in ein paar Jahrzehnten von 1 pro 1000 auf gegenwärtig 1 pro 5000 gesunken ist ... ganz zu schweigen von den Totgeburten, bei denen

Laubry und J. Cathala... Wer denkt da noch an obskure Praktiker wie Dagron oder Croix Marie, die schon seit 1900 wußten, was auch uns heute als die Wahrheit erscheint, und frühzeitige Bewegung empfahlen?

[4] Dr. R. Guglielmina, ehemaliger Chefarzt der Klinik an der medizinischen Fakultät.

[5] Dr. J. Cohen, ehemaliger Chefarzt der gynäkologischen und geburtshilflichen Klinik.

noch außerordentlichere Fortschritte gemacht wurden. Danke für ihren intelligenten und energischen Protest.[6]

In ihrem Tenor waren diese ersten Proteste ganz und gar einstimmig: Leboyers Vorschläge sind gefährlich, sie werden die Müttersterblichkeit und die perinatale Kindersterblichkeit erhöhen. Die Autoren dieser Proteste haben nicht begriffen, daß Leboyer nur die Aufmerksamkeit auf die zwiefache Aufgabe des Geburtshelfers oder der Hebamme lenken wollte:

1. Dafür zu sorgen, daß der Übergang vom intrauterinen Leben zum Leben an der Luft ohne Schädigung der empfindlichen Organe vonstatten geht, insbesondere des Gehirns, dessen Sauerstoffversorgung immer sichergestellt werden muß.

2. Nichts zu tun, was die Entstehung der Eltern-Kind-Beziehung unnötig behindern könnte. Nichts zu tun, was unnötig die ersten Phasen in der Libido-Entwicklung des Neugeborenen stören könnte. Diese zweite Aufgabe wird meist verkannt.

Nach Überlegungen, die in Erfahrung gründen, sind wir überzeugt, daß diese zwei Aufgaben miteinander sehr gut vereinbar und keineswegs widersprüchlich sind. Es erscheint uns als überhaupt nicht gefährlich, die Aufmerksamkeit ein bißchen mehr auf das Kind und vielleicht ein bißchen weniger darauf zu lenken, wie die Gebärende ihre Uteruskontraktionen kontrolliert. Selbstverständlich wird dann, wenn ein Kind in stark gefährdetem Zustand geboren wird, z. B. bei Fruchtwasser-Inhalation (die ja nur eine Äußerung des »Nacherstickungs-Syndroms« durch die Lungen ist), niemand die Notwendigkeit bestreiten, daß die Atemstörungen durch Absaugen und Beatmung behoben und die metabolischen Störungen

---

[6] Dr. B. Seguy, ehemaliger Chefarzt der gynäkologischen Klinik an der Pariser Fakultät. – Ich konnte später mit dem Verfasser dieser Zeilen in einem Außenstudio des Rundfunks diskutieren. Seit dieser Diskussion hat unser »Gegner« die Geburt ohne Gewalt selbst praktiziert; er hat sich dafür entschieden, sie mit der gleichen Energie, die er zuvor auf ihre Bekämpfung verwandt hatte, zu verteidigen, und er hat diesen Wandel seiner Einstellung anläßlich einer Neuauflage seines Handbuchs der Geburtshilfe (»Manuel d'obstétrique«) öffentlich bekanntgegeben.

behandelt werden müssen, damit möglichst wenig neurologischer Schaden entsteht. Manche Geburtshelfer scheinen nicht zu wissen, daß das Neugeborene, wenn es vor Entsetzen schreit und schreit, sich verkrampft und schüttelt, nur unnötig viel Sauerstoff verbraucht[7], ohne daß die Blutzirkulation im Gehirn dadurch angeregt würde, während Hautkontakte und Massagen die Atemtätigkeit stimulieren, die Bahnungsvorgänge im Gehirn begünstigen und gleichzeitig den durch Schreien künstlich gesteigerten Sauerstoffbedarf niedrig halten.

Die Entwicklung der Kindersterblichkeitsziffern auf unserer Station kann als eine beredte Antwort auf die Befürchtungen der Pariser Geburtshelfer gelten:

29 pro 1000 bei den 1000 Geburten vor dem 1. Oktober 1962.

17 pro 1000 bei den 1000 Geburten vor dem 1. Oktober 1972.

14 pro 1000 bei den 2000 Geburten vor dem 1. Juli 1975.

12 pro 1000 bei den 1000 Geburten vor dem 1. Juli 1975.

10 pro 1000 bei den 1000 Geburten vor dem 1. April 1976
(darunter ein zu Hause totgeborenes Kind, dessen Mutter sich zur Überwachung der Folgen in der Klinik aufhielt), mit einer Quote von 7.6 Prozent Kaiserschnitten.[8]

Auf diese ersten direkten und vehementen Proteste folgte eine zweite Welle gelassenerer, nuancierterer Reaktionen, vor allem in der Fachpresse. So wurde das Buch von Leboyer in einer der besten medizinischen Zeitschriften der Provinz ausführlich von einem sehr angesehenen Gynäkologen und Geburtshelfer besprochen. Die Besprechung schien von Ironie bestimmt zu sein, es war eben der »Fachstandpunkt«. In derselben Nummer derselben Zeitschrift meldete sich die Ehefrau desselben Geburtshelfers zu Wort und gab »vom Standpunkt der Mutter aus« vortrefflich ihrer Empfänglichkeit für die Schönheit und Bedeutung des Buches Ausdruck, indem

---

[7] Auffassung, die durch transkutane Bestimmung des »PO_2« bestätigt wird (Methode von Huch).

[8] Zu bemerken ist noch, daß in der gleichen Zeit der Posten des ganzzeitig beschäftigten Facharztes für Anästhesie und Beatmung unbesetzt blieb.

sie einfach einige sorgsam ausgewählte Passagen zitierte. Ihre Besprechung war vor allem ein mächtiger Anstoß, Leboyer zu lesen.

Schließlich äußerte in einer in ganz Frankreich verbreiteten Fachzeitschrift der Leiter einer Ausbildungsstätte, ein Mann von unbestrittener Kompetenz und großer Bildung, eine Meinung, deren Ausgangspunkt die Frage bildet, die auch wir uns stellen: Welches ist die ganze Tragweite des Buches von Leboyer? Die Antwort erscheint diesem hervorragenden Geburtshelfer einfach: »Warum all diese Warnungen vor einem ebenso harmlosen wie poetischen Buch, sowohl seitens der Mediziner wie seitens der Frauenzeitschriften, die doch in Psychologie sonst so versiert zu sein pflegen und die, nach dem Umfang ihrer astrologischen Rubriken zu urteilen, auch gegen Märchen sonst nichts einzuwenden haben?« Oder, anders formuliert: »Wenn man es wohl bedenkt, ist kein Zweifel, daß Dr. Leboyer ein bißchen spinnt, aber sehr gefährlich ist er nicht. Andere, die in Frankreich und anderswo den Ton angeben, spinnen nicht weniger, sind aber unendlich viel gefährlicher.« Der Verfasser dieser Besprechung ist der Ansicht, daß es sich um ein »Werk über Geburtshilfe« handle und hält unter den von Leboyer empfohlenen praktischen Maßnahmen den Verzicht auf die grelle Beleuchtung, die Beseitigung der Unruhe in den Kreißsälen, das späte Durchtrennen der Nabelschnur und das lauwarme Bad fest. Überhaupt nicht erwähnt werden der Hautkontakt, jene »erste Sprache« der Berührung von Haut zu Haut, die kräftige, aber sehr langsame Massage, die »viszerale« Massage, die viele Mütter unter günstigen Bedingungen spontan auszuführen wissen. Überhaupt nicht erwähnt wird – das Wentliche. Als wäre Leboyer nicht eigens noch einmal nach Indien zurückgekehrt, um seine Ideen über die Massage der Neugeborenen zu vertiefen.[9]

Diese Auslassung ist sehr bezeichnend. Ob in den Beziehungen zwischen Erwachsenen und Kindern oder unter Erwachsenen,

---

[9] F. Leboyer: *Shantala – un art traditionnel: le massage des enfants.* Éditions du Seuil, 1976.

die Bedeutung der Massage als Mittel einer Kommunikation ohne Worte, als eine Art, Wohlgefühl zu vermitteln, ein Gefühl des Sichtentfaltens, wird zumeist verkannt. Reichs Gedanke, die Massage sei geeignet, den »Panzer des Körpers« aufzubrechen, hat sich nicht weit verbreitet. Welchen genauen Inhalts die verschiedenen Einwände gegen Leboyers Buch auch sein mögen, sie zeigen, daß es nicht genügen wird, um eine Bewußtwerdung und Kritik der gegenwärtigen Bedingungen der Geburt voranzubringen, wenn man sich an die Geburtshelfer wendet. Allerdings können wir voraussehen, daß manche unter ihnen, deren Platz in den Klinik- und Universitätshierarchien manchmal sehr hoch ist, einer Reflexion fähig sein werden, zu der sie bislang nur keine Gelegenheit hatten, weil sie ihre Aufmerksamkeit ganz auf die Anpassung an die Hilfsmittel der modernen Technologie und auf den Kampf gegen die perinatale Sterblichkeit konzentriert hatten.

Wenn die Geburtshelfer, vielleicht infolge allzu rascher und bruchstückhafter Lektüre, solchen Widersinn über die Bedeutung des Werkes von Leboyer verbreiten konnten, so scheint dasselbe auch für einen bedeutenden »Perinatalogen« zu gelten. Als Jean Lacouture den »barfüßigen Mandarin« nach den Methoden fragte, mit denen man angeblich das Schreien des Kindes bei der Geburt unterdrücken könne, antwortete dieser:

Die Theorien, von denen Sie sprechen und die in einem neuen Buche entwickelt wurden, weisen mehrere Aspekte auf. Es besteht die absolut lächerliche Idee, das Kind dürfe bei der Geburt nicht schreien, wo doch jedermann weiß, daß mit diesem ersten Schrei die Auslösung des ersten Atemzugs zusammenhängt. Hier wird die Physiologie verkannt. Im folgenden spricht seltenes Schreien beim normalen Kinde – ich spreche nicht von kranken oder psychisch beeinträchtigten Kindern – für einen gewissen Gleichgewichtszustand.[10]

Der Widersinn, insofern auf die »Geburt ohne Gewalt« angespielt wird, ist offenkundig. Hören wir *Leboyer:*

[10] A. Minkowski: *Le mandarin aux pieds nus.* Éditions du Seuil, 1975.

Selbst wenn es langweilen sollte, müssen wir ein letztes Mal auf den Schrei zurückkommen. Dieser Schrei war unser Ausgangspunkt.

»Muß das Kind schreien?«

Die Frage ist überaus wichtig. Es besteht die Gefahr vieler, schwerwiegender Mißverständnisse.

Die Antwort lautet klar und einfach:

»Jawohl, das Kind muß schreien.«

Es kommt sogar darauf an, daß der Schrei ein sogenannter guter Schrei ist. Volltönend, kräftig. Ein offener Schrei, an dem der ganze Körper des Babys teilhat.

Dieser Schrei bezeugt als umfassende körperliche Antwort, daß die Spannkraft in Ordnung ist.

Wenn das Kind »verwundert« auf die Welt kommt, wenn es matt ist und wimmert, statt zu schreien, muß alles Erdenkliche getan werden, damit baldmöglichst ein zufriedenstellender, offener Schrei zustande kommt.

Das ist klar und sollte jedes Mißverständnis ausschließen. Auch wenn das zur Welt kommende Kind von seiner Nabelschnur gewürgt wird, darf mit dem Durchschneiden keinen Augenblick gezögert werden, um das Kind zu befreien.

Wir fragen uns selbst und sind oft von andern gefragt worden, was die Widerstände der Geburtshelfer zu bedeuten hätten. Es gibt viele Interpretationen, die sich zweifellos ergänzen:

● Die Verbreitung geburtshilflicher Methoden, Techniken und Einstellungen unterliegt ebenso wie die Verbreitung medizinischer Kenntnisse allgemein der Kontrolle einiger großer Universitätskliniken, welche die Autorität in Gewahrsam halten. Dies ist ein Aspekt der zentralistischen Organisationsweise, die alle Bereiche der Gesellschaft erfaßt und die Paul Goodman als menschheitsverdummend kritisiert hat.[11] Haben nicht auch im Bereich der Geburtshilfe und Säuglingspflege einige große »Chefs« offen die Einführung eines dirigistischen Systems verlangt?

● Die Geburtshilfe-Stationen unterstehen Männern, und der Mann besitzt nur in rudimentärer Form die Fähigkeit zu emotionaler Einswerdung, jenes spezifisch weibliche Erkennt-

---

[11] B. Vincent: *Paul Goodman et la reconquête du présent*. Éditions du Seuil, Reihe »Techno-critique«, 1976.

nisvermögen, das dem Mutterinstinkt innewohnt, selbst bei Frauen, die nicht Mutter sind.

● Die Geburtshelfer sind »Gynäkologen/Geburtshelfer«, d. h. sie konzentrieren ihre Aufmerksamkeit von Berufs wegen auf die Frau. Kinderärztliche Geburtshelfer hätten wahrscheinlich eine andere Einstellung.

● Die Geburtshelfer haben sich große Mühe gegeben, sich die Anwendungen der modernen Technologie zu eigen zu machen. Sie sind ganz überwältigt und wie berauscht von dieser Technologie und von ihrem Hochmut, Techniker zu sein; sie haben vergessen, daß sie nur noch Techniker sind. Sie denken auch an das Kind, aber in »thermodynamischer« Hinsicht. Allgemein kann man sich fragen, ob nicht das medizinische Denken in diesem zwanzigsten Jahrhundert durch den Rausch der Technologie steril geworden ist.

● Wie die meisten Menschen unserer Zeit sind auch die Geburtshelfer »Technophrene«, d. h. Menschen, die an menschliche Probleme so herangehen, daß sie diese zunächst jeden emotionalen Inhalts entleeren, damit ja keine Ungewißheit und kein Rest von Besorgnis mehr bestehen bleibe.

● Den Geburtshelfern ist ihre doppelte Aufgabe nicht bewußt geworden: die Bedingungen der Geburt zu überwachen, zugleich aber auch für günstige Entstehungsbedingungen der Mutter-Kind-Beziehung zu sorgen.

● Manche sind der Ansicht, Geburtshelfer hätten zumeist selber eine schwierige Geburt gehabt, was zugleich ihre Berufswahl und ihr traditionelles Verhalten gegenüber dem Neugeborenen erklären würde.

● Wie schon erwähnt, ist B. This der Ansicht, daß der Mythos von der ursprünglichen Einheit und die uns allen gemeinsame Verschmelzungsphantasie am Anfang des bewußten Willens stehen, das Kind als ein beeinträchtigtes Geschöpf aufzunehmen.

● Die Geburtshelfer haben nicht begriffen, daß sie sich eine zusätzliche Möglichkeit eröffnen, die Sterblichkeits- und Krankheitsziffern unter den Neugeborenen zu senken, wenn sie ihre Aufmerksamkeit sehr viel stärker auf das Kind konzentrieren.

● Ebenso wie die Geburtshelfer die nachteilige Wirkung nicht bemerkt haben, die von der neuerlichen Dramatisierung der Entbindung durch Verbreitung von Begriffen wie dem der »Risiko-Schwangerschaft ausgeht, so ist ihnen auch die günstige Wirkung des Buchs von Leboyer auf das breite Publikum entgangen. Viele Frauen, die in der Welt, in der sie lebten, keinerlei Bedürfnis nach Mutterschaft spürten, sahen dieses Bedürfnis in sich aufkommen im Hinblick auf die Welt, die Leboyer erkennen läßt.

● Leboyer ist ein Schöpfer, und sein Werk trägt eine gewisse Unordnung in die vorhandenen Strukturen. Deshalb wird er von den Herrschenden abgelehnt. Die Geburt ohne Gewalt ist keine Methode, die man zu den bereits vorhandenen hinzufügen könnte. Sie erfordert eine Neuorganisation aller Entbindungs-Kliniken.

● Es ist auch möglich, grundsätzliche Einwände gegen den Begriff einer »Geburt ohne Gewalt« als solchen zu erheben, wenn man etwa, im Anschluß an Spitz, von der Notwendigkeit der Frustration für Lernen und Entwicklung ausgeht. Aber Leboyer verlangt einfach nur, daß der Druck von Frustration und Unlust nicht noch verstärkt werde, dem die Natur uns ohnehin mitleidlos von Geburt an unterwirft.

● Manche deuten das Bedürfnis bestimmter Erwachsener, ihre Kinder »ohne Gewalt« zur Welt zu bringen, als einen Versuch, sich von der eigenen »Kastrationsangst« zu befreien.

● Im Grunde können die Widerstände der Geburtshelfer nur im Verhältnis zu den allgemeinen Merkmalen unserer Gesellschaft untersucht werden: In einer Welt, wo die zwischenmenschlichen Beziehungen den Regeln des Marktaustauschs unterliegen, wäre es schon erstaunlich, wenn die Empfindungen eines Feten oder eines Neugeborenen Interesse erweckten. Leboyer geht über den engeren Wirkungsbereich des Arztes hinaus und läßt sich auf Probleme ein, die wesentlich sozio-kulturelle, philosophische und politische Probleme sind. In diesem

Sinne ist sein Werk skandalös. Daß er in Ungnade fällt, erinnert an das Schicksal, das auch Freud und Reich zu ihrer Zeit erlitten haben.

Die Sparsamkeit in den geburtshilflichen Maßnahmen, die wir anstreben, wird oft zum Ausgangspunkt für Diskussionen und Reflexionen über das Tätigkeitsbedürfnis, das Menschen im Verlauf einer Entbindung schon immer zu zeigen pflegten. Die Geschichte der Geburtshilfe erscheint uns manchmal als die Geschichte unnützer und gefährlicher Maßnahmen, die man sich ausgedacht hatte, um die Geburt zu erleichtern. Manche sind es wert, als exemplarische Belege für den universalen Charakter dieses Tätigkeitsbedürfnisses genannt zu werden. Wir hatten gesehen, daß die Untersuchung des sprachlichen Unbewußten eine andere Möglichkeit war, sich dieser Realität zu vergewissern. Die »hippokratische Schüttelung« ist eines der klassischen Beispiele dieser Art:

Man legt die Frau mit dem Rücken auf ein stabiles Bett. Um die Brust gürtet man ihr ein großes Tuch oder einen weichen Riemen, der unter ihren Achselhöhlen durchgeführt und am Bett festgebunden wird. Ebenso bindet man ihr die Arme fest. Man läßt sie die Beine spreizen und bindet die Füße an den Bettpfosten fest. Nachdem die Gebärende so in Stellung gebracht ist, nimmt man zwei Ruten aus trockenem und elastischem Holze und irgend etwas anderes, was dafür sorgen kann, daß das Bett, wenn es vertikal hochgekippt wird, mit dem Fußende den Boden nicht berühren kann. Zugleich sagt man der Frau, sie solle sich mit den Händen am Bett festhalten, ohne den Kopf aufzustützen, so daß ihr Körper auf den Füßen lastet und sie nicht abgleiten kann. Nachdem dies alles so angeordnet und das Bett vertikal aufgerichtet ist, werden die Ruten unter die Bettpfosten gespannt, so daß der Querbalken zwischen ihnen den Boden nicht berührt, wenn man das Bett schüttelt, sondern von den Ruten gehalten wird. Zwei Männer, einer auf jeder Seite, heben nun das Bett in einer gleichzeitigen und gleichmäßigen Bewegung hoch und lassen es in dem Augenblick, in dem die Frau Wehen spürt, auf die Ruten fallen.[12]

Diese Art der »hippokratischen Schüttelung« wurde bei »normalen« Geburten angewandt. Für schwierige Geburten

[12] Zitiert nach H. de Lalung: *L'accouchement à travers les âges et les peuples.* Cortial, 1939.

118

hatte Hippokrates eine andere Form der Schüttelung vorgesehen:

Man muß ein Leintuch unter die auf dem Rücken liegende Frau breiten. Jedes Bein und jeder Arm werden ebenfalls in ein Leintuch gehüllt. Zwei Frauen ergreifen nun die Beine und zwei die Arme; dann schütteln sie die Frau, indem sie sie so im Griff halten, mindestens zehn Mal. Daraufhin legen sie die Frau auf das Bett, den Kopf nach unten, die Beine hoch; sie lassen die Arme los und packen sie zu viert an den Beinen und schütteln sie, während sie auf den Schultern aufruht, indem sie sie auf das Bett zurückstoßen, damit der so geschüttelte Fötus sich in dem erweiterten Raum verschieben und regelmäßig vorankommen kann.

Albukasis, ein arabischer Arzt des 12. Jahrhunderts, rät, die Frau mit erhobenen Beinen auf einen Stuhl zu setzen: »Dann rüttele den Stuhl gegen den Boden und halte dabei die Frau fest, damit sie nicht herunterfällt.« Er rät weiterhin, ihr Schleim von Bockshornklee und Erdrauchöl zu injizieren und sie mit Nieswurz zum Niesen zu reizen, damit sich der Bauch zusammenziehe.

Ähnliche Verordnungen wurden später wieder von Paré, Rueff und Duval erteilt.

H. de Lalung berichtet weiterhin, daß arabische Matronen der Gebärenden den Leib massierten und brutal mit allem darauf drückten, was ihnen in die Finger kam. Manchmal stellt sich die Hebamme mit einem der großen Bretter auf sie, die zur Bereitung des Couscous dienen, manchmal werden der Gebärenden Mühlsteine auf den Leib gelegt, und wenn die Lage des Kindes ungünstig ist, wird die Frau auf dem Boden umhergerollt. In der Kabylei drücken die Matronen mit dem Kopf gegen den Leib der Frau und pressen ihr kräftig mit den Händen die Hüften zusammen. In Rußland, sagt H. de Lalung, wurden die Massagen von der Topf-Methode verdrängt: In einen steinernen Krug wurde ein Stück brennendes Werg geworfen, und dann legte man diesen riesigen Saugnapf an den Leib der Gebärenden an. Bei den Mongolen stieg eine Helferin der Frau auf die Schultern, hielt sich wie die Frau selbst an der Zeltstange fest und schüttelte sie von oben kräftig durch. Die

Siamesinnen wurden unter den Achselhöhlen an einem Seil aufgehängt, und ein oder zwei Helferinnen zogen im Takt an dem Leib der Unglücklichen. In Annam massierte die Hebamme, die »bamu«, rings um die Vulva, während in Indien die Geburtshelferin durch Hineinpressen beider Fäuste den Scheidenausgang erweiterte. Bei vielen afrikanischen Volksstämmen ließ man die Frau an einer Schnur ziehen und ließ sie in einer Kalebasse atmen. Wenn die Niederkunft sich verzögerte, setzte man die Frau auf den Boden eines Kochkessels, und während sie sich an die Pfähle der Hütte klammerte, schlang man ihr ein Stück Stoff um den Leib, an dem ein Helfer aus voller Kraft zog, wobei er sich mit den Füßen gegen die Lenden der Gebärenden stemmte. In Loango legt man die Gebärende auf den Bauch und tritt mit den Füßen auf ihr herum. Wenn nötig, hält man ihr Mund und Nase zu; die Unglückliche sträubt sich, und dieser Kampf hat den Zweck, die Niederkunft abzukürzen. Die Mexikanerinnen verbinden Erweiterungsmaßnahmen mit Massagen, Drücken und Schütteln. Die »partera« weitet die Vulva aus und massiert der Gebärenden den Bauch, während die »tendera« ihr von hinten den Leib zusammenpreßt und sie heftig schüttelt. Auf den Bermudas wird sehr oft Gehen empfohlen, und daraus wird manchmal geradezu ein Herumrennen in dem Raum, wo die Niederkunft geschieht. Es kommt sogar vor, daß Frauen die Gebärende peitschen, wenn sie anhält. Wenn sie fällt, packen sie die Hebammen und treten ihr auf den Bauch, damit das Kind herauskommt. Vor noch nicht langer Zeit setzte man in manchen Dörfern der Auvergne der Gebärenden oft lebende Hühner auf den Leib; die dabei hervorgerufenen Kratzwunden hatten eine beschleunigende Wirkung.

Wir wollen nicht näher auf die »Pflege« eingehen, die man zu allen Zeiten dem Neugeborenen angedeihen ließ. Vor einigen Jahrzehnten noch war es üblich, das Kind an den Füßen hochzuheben und es zu schlagen, es gab kräftige Abreibungen mit Alkohol oder Äther oder Wechselbäder, sobald das Kind auch nur gelinde »erstaunt« zu sein schien.

Es ist schwer, ganz mit der Vergangenheit zu brechen. Daher befindet sich in unserer utopischen Entbindungsstation ein Museum. In diesem Museum kann man die veralteten Instrumente sehen, besonders Geburtszangen: Zangen mit gekreuzten Armen und solche mit parallelen Armen, große und kleine Modelle. Seit zehn Jahren ist bei uns kein einziger Fall vorgekommen, bei dem wir die Zange hätten gebrauchen können. Warum ist dieses Instrument veraltet? Y. Malinas hat dies meisterhaft erklärt, indem er die mechanischen Vorgänge bei der Geburt mit den Bedingungen beim Durchgang eines Eies durch einen Ring verglichen hat; er betont die Wichtigkeit der Verengung in der Beckenmitte. Wenn es zu einer »Panne« nach dem Durchtritt durch den Beckeneingang, dem »Durchschneiden«, kommt, so hat man es bei einer solchen »Beckenmitte-Dystokie« mit einem Drehungsmangel zu tun; man muß nur wissen, daß die Drehung des Kopfes mit seiner Beugung zusammenhängt und daß nur gut gebeugte Köpfe sich drehen. Man muß also den Kopf beugen. Wie läßt sich das bewerkstelligen? Gewiß nicht mit der Zange: Ob diese nun symmetrisch an den Wangen angreift oder asymmetrisch an der Stirn, immer bleibt sie vor der Beugungs-Streckungsachse des Kopfes, und die beim Ziehen aufgewandte Kraft wirkt eher streckend ... es sei denn, Kopf und Löffel paßten perfekt ineinander, dank einer Rückschraubung, die zugleich auch die Verringerung des Schrägdurchmessers ermöglichte ... ist dies aber eine Geburt ohne Gewalt? ... Der Beugungsmangel ließe sich oft mit der Hand korrigieren. Y. Malinas hat vorzüglich die Modalitäten einer solchen manuellen Korrektur beschrieben, der eine Perfusion von Wehenbeschleunigern voraufgeht:

- Abwarten der ersten Kontraktion.
- Einführen der Hand, die flach auf den Kopf des Feten gelegt wird, so daß die Fingerspitzen einen leichten Druck auf die Stirn ausüben, während der Daumen gegenüber seitlich der Lambda liegt (rechte Hand, wenn das Hinterhaupt nach rechts, linke Hand, wenn es nach links liegt).

● Sehr vorsichtiges Zurückdrängen der Stirn, während man die Patientin auffordert, einmal zu pressen, und mit dem Daumen seitlich der Lambdanaht die Drehung anschiebt.

Ganz leicht ist alles, wenn man über eine »Saugglocke« verfügt, das beste Instrument für die Beugung: Hier ist keine Gewalt mehr vonnöten; man muß die Glocke nur in die richtige Stellung zu bringen wissen, und dann braucht man nur noch in die günstigste Richtung zu lenken, nicht zu ziehen; die Mutter kooperiert ganz und gar, und es handelt sich hier nur um eine diskrete Hilfestellung für eine kleine Zahl von Sonderfällen, nicht um eine »Instrumental-Extraktion«.

Wenn wir über unsere Erfahrungen sprechen, betreffen die Fragen, die uns am häufigsten gestellt werden, die kurz- und mittelfristige Entwicklung der unter solchen Bedingungen geborenen Kinder. Wir möchten zur Antwort den hocherwünschten Bericht von Danielle Rapoport[13] heranziehen, der auf einer Untersuchung von 120 der etwa 1000 mit Hilfe von Leboyer »gewaltlos« geborenen Kinder beruht. D. Rapoport, eine Psychologin, hat dabei den »Entwicklungsquotienten« ein-, zwei- und dreijähriger Kinder ermittelt, und sie konnte feststellen, daß er im Durchschnitt oberhalb des Vergleichsquotienten lag (106 gegenüber 100). Diese Untersuchung scheint eine gewisse Qualität der Mutter-Kind-Beziehung zu belegen: 112 von 120 Kindern hatten keinerlei Schwierigkeiten bei der Erlangung von Sauberkeit und Selbständigkeit der Nahrungsaufnahme; die Mütter erbaten bei der Untersuchung keine Ratschläge und Rezepte von der Psychologin. Man darf jedoch die Geburtsbedingungen der von Danielle Rapoport ausgewählten Kinder nicht voreilig mit den Geburtsbedingungen in unserer Klinik gleichsetzen. Diese Kinder wurden von Leboyer selbst in Empfang genommen, und wir haben feststellen können, daß es niemand besser versteht als er, ein Neugeborenes zu besänftigen, mit ihm zu kommunizieren und

---

[13] D. Rapoport: »Pour une naissance sans violence: Résultats d'une première enquête.« *Bulletin de Psychologie,* Paris XXIX, 322, 8–13.

sich in seiner Sprache mit ihm zu verständigen. Die Mütter waren bei der Entbindung »zufällig« an Leboyer geraten, ohne ihn vorher gekannt zu haben und durch ihn auf die Geburt »vorbereitet« worden zu sein. In unserer Klinik werden viele Paare auf die Geburt vorbereitet und nehmen ihr Kind selbst in Empfang. Sehr oft sind es die Hände der Mutter selbst, die das Kind massieren, und sehr oft ist es der Vater, der sein Kind badet. Andernfalls, wenn der Empfang des Kindes einer »diensthabenden« Fachkraft überlassen wird, ist zwar die Behandlung offensichtlich stereotyper, doch die »menschliche Wärme«, die so übermittelt wird, ist von unzähligen Faktoren abhängig.

Wir haben uns noch nicht um eine systematische Untersuchung der Kinder bemüht, die in unserer Klinik seit der kürzlich eingetretenen Wandlung geboren wurden. Diese Kinder sind noch klein, und wir wären vor allem auf die Aussagen der Mütter angewiesen, die von vornherein als wenig objektiv suspekt sind. Sicherlich wird die Sicht der Kindergärtnerinnen und Vorschullehrerinnen in einigen Jahren von größerem Interesse sein. Außerdem scheint es uns, daß Lebensfreude sich schlecht in Form einer statistischen Erhebung beurteilen läßt[14]; dennoch treten gewisse Häufungen, sogar eine Art Einstimmigkeit in der Wahl der Adjektive auf, mit denen diese Kinder bezeichnet werden: wenig ängstlich, lebensfreudig, kräftig. Hören wir die Meinung einer Frau, die mehrere Kinder geboren hat:

S. war als Neugeborener von einer außerordentlichen Lebenslust und »Leichtlebigkeit«. Er kannte gar nicht das untröstliche Weinen der Babies, zum Beispiel abends. Ihm geht es gut: er hatte plötzlich eine Beweglichkeit und Kraft, die ich bei den anderen nicht erlebt habe, besonders im Kreuz. Plötzlich bewegte er sich beim Trockenlegen so heftig auf dem Tisch, daß ich ihn nicht mehr allein lassen konnte, um etwas holen zu gehen. G. ist auch fabelhaft, aber ich glaube, als Baby war er nicht so vorbehaltlos glücklich, obgleich ich vorbehaltlos positiv

---

[14] Doch konnten wir in der sehr ernsthaften britischen Zeitschrift *The Lancet* eine Untersuchung lesen, in der die Entwicklung des Sinns für Humor beziffert wurde (*The Lancet,* 20. Dezember 1975).

zu ihm stand, weil ich so glücklich war über die Geburt dieses Kindes, das schon so lange hatte kommen sollen.

Mehrmals hatten wir den Eindruck, die Mutter-Kind-Beziehung war von solcher Art, daß das Kind ganz und gar als besonderes Individuum, als Subjekt und nicht nur als Besitz- oder gar Liebesobjekt angesehen wurde. *Leboyer,* der Dichter, hatte es leidenschaftlich so gewünscht:

Wenn die Frauen doch begreifen und spüren würden:
»Ich bin *seine* Mutter.«
Und nicht:
»Es ist *mein* Kind.«
Zwischen beidem liegt eine Welt.
Und die ganze Zukunft des Kindes.

Auch manche »negativen« Ergebnisse verdienen hervorgehoben zu werden. Es wurden uns von den »gelassen« geborenen Kindern keine Fälle von Koliken in den ersten drei Monaten oder von »paroxystischem Schreien« gemeldet. Dieses sonderbare Syndrom ist von einiger Aktualität; es ist kürzlich zum Gegenstand einer Untersuchung von L. Kreisler, M. Fain und M. Soulé[15] geworden. Obwohl es häufig auftritt und seit langem bekannt ist, hat die pädiatrische Literatur es vernachlässigt, vielleicht wegen seiner Gutartigkeit. Es erscheint uns als überaus wichtig im Hinblick auf die erklärenden Hypothesen, zu denen es Anlaß gegeben hat, und im Hinblick auf das Verstehen psychosomatischer Erscheinungen. Dieses Syndrom tritt gewöhnlich 8 bis 10 Tage nach der Geburt auf, d. h. kurze Zeit nach der Rückkehr aus der Klinik. Das Gebrüll setzt oft nach den Mahlzeiten ein, wenn das Kind wach ist, noch häufiger abends oder nachts. Kurz zuvor oder gleichzeitig treten Schreie auf, die auf ein schmerzhaftes Hungergefühl oder eine Verdauungsstörung hindeuten. Die Untersuchung zeigt ein gewisses Maß von Bauchaufblähungen, wenn man die Gasverteilung röntgenologisch feststellt. Allzu oft nimmt man nun Veränderungen an der Milch vor, an den Rationen oder

[15] L. Kreisler, M. Fain, M. Soulé: L'enfant et son corps. Presses Universitaires, 1974.

124

Stillzeiten und verordnet verschiedene Medikamente. Tatsächlich gibt es aber nur zwei Mittel, um das Kind zu beruhigen, den Schnuller und das Hin- und Herwiegen. Im Alter von etwa zwei bis drei Monaten kommt alles von selbst wieder in Ordnung. Bei Heimkindern tritt dieses Syndrom nicht auf. Als maßgeblich gilt gewöhnlich die Interpretation von Spitz. Ihm zufolge wird die Entwicklung bedingt von einem Gleichgewicht zwischen Befriedigung und Frustrationen, und es ist notwendig, daß das Kleinkind bei Gelegenheit gewisser Frustrationen ein autoerotisches System der Kompensation entwickelt, das eine gewisse Autonomie gewährleistet. Wo es an solchen Gelegenheiten fehlt, tritt eine organische Störung auf.

Im Einzelfall können zwei Reihen von Faktoren sich dahingehend auswirken, daß dieses Kompensationssystem mangelhaft ausgebildet wird:

1. Eine bestimmte Haltung der Mutter, die dazu neigt, jede Leidensäußerung des Kindes mit Nahrung besänftigen zu wollen, die »ängstliche primäre Fürsorglichkeit«, welche die Folge eines Schuldgefühls aufgrund unbewußter Feindschaft sein kann. Es handelt sich hier offenbar um eine ängstliche, gespannte, entweder übermäßig besorgte oder ungeduldige Mutter.

2. Ein prädisponiertes, hypertonisches Neugeborenes, das ein besonders starkes Bedürfnis nach Triebabfuhr zeigt. Spitz zufolge schwinden die Symptome von dem Alter an, in dem die ersten auf die Umgebung gerichteten Reaktionen auftreten, d. h. in dem Alter, in dem das Kind reagiert, wenn es angelächelt wird, dem Alter, in dem die psychischen Bahnen sich der Spannungsabfuhr öffnen.

Diese Interpretation von Spitz ist nicht unvereinbar mit den Hypothesen im Sinne Melanie Kleins: Wenn die Mutter dem Kinde Nahrung reicht, während es anderer Dinge bedarf, so introjiziert sie sich ihm als »schlechte internalisierte Mutter«, die das Kind abzuweisen versucht, indem es einen schmerzhaften Krampf auslöst. Michel Fain hat auf einen anderen, mit Schweigen übergangenen Aspekt hingewiesen, nämlich die hochgradige psychische Unfähigkeit dieser Mütter, ihre Angst zu verarbeiten. Wie dem im einzelnen auch sei, diese Interpretationen weisen zur Erklärung einer von den ersten Wochen des Lebens an auftretenden Beschwerde allesamt auf eine gewisse Gestörtheit der Mutter-Kind-Beziehung hin.

Überraschenderweise wird jedoch auf die ungeheuerliche und künstlich zugefügte Frustration in unseren Entbindungskliniken, diesen Kindesraub gleich nach der Geburt, dieses »Massaker an der Unschuld«, das sich alltäglich wiederholt, niemals auch nur angespielt. Wird es nach dem aufsehenerregenden Appell von Leboyer noch möglich sein, die ersten Tage und Stunden des Lebens nicht zu beachten? Die Koliken in den ersten drei Lebensmonaten stellen den Prototyp frühkindlicher somatischer Erscheinungen dar, die offenbar mit einem Ungleichgewicht zwischen Befriedigungen und Frustrationen zusammenhängen; anders ausgedrückt, sie bilden den somatischen Ausdruck einer sehr frühen Störung des Gefühlslebens. Es handelt sich hier um einen ausgezeichneten Zugang zur Reflexion über die psychosomatische Medizin insgesamt, über den Einfluß des zusätzlichen postnatalen Traumas und allgemein über die tiefgreifenden Störungen, die beständig in die Entwicklung der ersten Phasen der Libido hineinwirken.

Wir hätten auch andere Aspekte der »psychosomatischen« Pathologie des Säuglings aufgreifen können, und sie hätten denselben Wert als Beispiele gehabt, die helfen können, psychosomatische Erscheinungen zu verstehen. Interessant ist die Untersuchung von Schlafstörungen, weil sie, um mit Winnicott zu reden, die Bedeutung der ersten Frustrationserfahrungen und ihren Einfluß auf die späteren Phasen unterstreicht.

Tatsächlich lassen sich Schlaflosigkeit und Alpträume bei Säuglingen feststellen, deren Beziehungen zur Mutter gegenwärtig gut sind, jedoch in der Periode unmittelbar nach der Geburt schwierig waren. Die von Schlaflosigkeit gestörten Nächte sind aber ihrerseits wieder der Ursprung von Beziehungsstörungen. Allzu oft wird diese Schlaflosigkeit mit Schlaf-

oder Beruhigungsmitteln behandelt, die ihrerseits dann das Auftreten der »Übergangsphänomene« stören und das Schicksal der »Übergangsobjekte« verändern. Das heißt, die erste Phase der Mutter-Kind-Beziehung ist von größter Bedeutung. Die eigentliche Frage jedoch, wenn man über die Zukunft dieser Kinder spricht, ist die, was für Erwachsene aus ihnen werden. Werden sie ganze Menschen sein, die eines echten Gefühlslebens fähig sind und sinnvolle Beziehungen eingehen können? Oder werden sie hinter einer guten sozialen Integration, hinter den Eigenschaften des Angepaßtseins, hinter Aktivität und Verantwortlichkeit ein geheimes Leiden verbergen, ein Leiden, das sich früher oder später doch offenbart? Anders und handfester ausgedrückt, werden sie Duodenal-Ulcus haben, werden sie Alkoholiker oder impotent sein? Aber auch: werden sie künstlerisch, ästhetisch oder wissenschaftlich potentiell schöpferisch sein? Jeder, der eine enge Beziehung zwischen der Fähigkeit zu spielen und dem Schöpferischen vermutet, stellt sich diese Frage schon beim ersten Bad eines Neugeborenen: Dies ist bereits das Erlernen des Spiels ... Es ist Spiel, wenn das Neugeborene den eigenen Körper und die Welt, die ihn umgibt, erforscht; diese Art des Erkennens scheint eng mit sinnlicher Lust verbunden. Hat man nicht behauptet, jeder schöpferische Akt enthalte ein Element von Sinnlichkeit? Anders ausgedrückt, unsere Hoffnung geht dahin, an der Gestaltung einer »geselligen« Gesellschaft mitzuwirken, d. h. einer Gesellschaft, die dem Menschen die Möglichkeit gibt, seine Schöpferkraft zu entfalten und zu bestätigen.

Kapitel 6: Skepsis, Vorbehalte

Bei den Diskussionen und Gesprächen innerhalb unserer Klinik während der Jahre 1975/76 waren die Beteiligten in der Regel einmütig überzeugt und ganz durchdrungen von der Wichtigkeit der Umstände bei der Geburt für die Zukunft des Individuums, ja der Gattung. Bei den Begegnungen außerhalb der Klinik hingegen, zum Beispiel bei Diskussionen im Anschluß an die Vorführung des Films *Naissance,* wurden oft Fragen gestellt, die Zweifel an der Wichtigkeit des Appells zum Ausdruck brachten, eine Skepsis, ob die ersten Stunden nach der Geburt denn so viel zu bedeuten hätten.

Ist das künstlich nach der Geburt zugefügte Trauma nicht unerheblich im Vergleich zu manchen Formen akuten fetalen Leidens infolge Anoxie[1], Komplikationen bei der Entbindung (z. B. Abpressen von Blutbahnen), im Vergleich zu manchen Formen chronischen fetalen Leidens mit Hypoxie[2], Komplikationen der Schwangerschaft (z. B. Nephropathie, verlängerte Schwangerschaft)?

● Wir antworten, daß es sich hier um eine Minderzahl pathologischer Situationen handelt und daß die Aufgabe der Geburtshelfer als eines Teams wachsamer Augenzeugen eben darin besteht, diesen Situationen vorzubeugen, daß es in solchen Fällen nicht in Frage kommt, auf den Gebrauch der verschiedensten technologischen Hilfsmittel zu verzichten, und daß jedenfalls alle unnütze, sinnlose Handeln, das geeignet ist, die ersten Sinnes-, Bewegungs- und Beziehungserfahrungen des Neugeborenen zu stören, böse Folgen haben wird, in welchem physiologischen oder »thermodynamischen« Kontext auch immer.

Wozu dient die Vorbereitung auf die Geburt, wenn es zu einer Frühgeburt kommt und sich eine lange Trennung von Mutter und Kind anschließt?

---

[1] Fehlen der Sauerstoffzufuhr.
[2] Unzureichende Sauerstoffversorgung.

● Die Frühgeburt ist im Einzelfall nie vorherzusehen, doch gibt es immer ein nach statistischen Methoden zu berechnendes Risiko. Die beste Prävention scheint uns in einer Geburtsvorbereitung zu bestehen, die der Frau hilft, ihre Schwangerschaft als ein glückliches Ereignis und nicht als eine Krankheit zu erleben.

Wenn es zu einer Frühgeburt gekommen ist, wird es oft möglich sein, die Couveuse neben dem Bett der Mutter aufzustellen, die sich mit Leichtigkeit daran gewöhnen kann, die üblicherweise der Säuglingspflegerin zugewiesene Rolle zu spielen. Nichtsdestoweniger müssen manche sehr früh Geborenen in eine spezialisierte Einrichtung verbracht werden, und dann ist die mehrere Wochen lange Trennung von Mutter und Kind immer ein Grund zur Besorgnis, vor allem, wenn es auch eine geographische Trennung ist.

Auch sind in der Organisation der Betreuungszentren für Frühgeborene nach einer Periode, in der die Furcht vor der Infektionsgefahr die Rücksicht auf die Mutter völlig verdrängt hatte, rasche Fortschritte zu erkennen. Untersuchungen, wie die von Marshal Klaus in den Vereinigten Staaten und von Irène Lezine in Frankreich, werden wahrscheinlich begrüßenswerte praktische Folgen haben.[3]

Hat die Geburtsvorbereitung nützliche oder nachteilige Folgen, wenn die Schwangerschaft mit einer Kaiserschnitt-Geburt endet?

● Unbestreitbar kann der Kaiserschnitt als Notlösung immer erforderlich werden; die Paare verstehen jedoch, daß die »Geburt ohne Gewalt« vor allem eine Atmosphäre ist, die das Ganze der Klinik zutiefst durchdringt. Selbst bei Kaiserschnitten behandeln wir das Neugeborene heute anders, und nichts steht einem echten gewaltlosen Empfang des Kindes im Wege, wenn nötig unter Beteiligung des Vaters. Die Ideallösung läge in der Anwendung einer Betäubungsform, bei der das Bewußt-

---

[3] Untersuchungen, die auf der Tagung »Monaco 2« mitgeteilt wurden (Monaco, April 1973).

sein wenig verändert wird (Peridural-Anästhesie[4], Akupunktur). Außerdem schließt der Kaiserschnitt die Bruststillung durch die Mutter keineswegs aus. Im Grunde sollte aber die Bedeutung der »Geburt ohne Gewalt« weniger auf der individuellen als auf der kollektiven Ebene gesehen werden, nicht nur im Gedanken an die gegenwärtige Generation, sondern auch an künftige Generationen. Hier erst wird die ganze Tragweite des Werkes von Leboyer deutlich.

Kann das frühzeitige Bad nicht zu Infektionen führen, die vom Bauchnabel ausgehen?

● Das Bad erfolgt gewöhnlich vor der endgültigen Durchtrennung der Nabelschnur nahe am Nabel. Das Kind wird in einem sauberen, eigens zu diesem Zweck bestimmten Becken gebadet. Manche Hebammen mischen unauffällig ein paar Tropfen eines Antisepticums ins Wasser. Ich glaube, daß dies unnötig ist. Nicht überflüssig ist es jedoch, die Mutter völlig zu entkleiden und dafür zu sorgen, daß sie an Händen, Scham, Bauch und Brust völlig sauber ist. Unsere Erfahrungen sollten diejenigen beruhigen, die eine erhöhte Infektionsgefahr befürchten. Hinzuzufügen ist, daß dieses erste Bad noch nicht die »vernix caseosa« beseitigt, eine Fettsubstanz amniotischer Herkunft, mit der die Haut des Feten bedeckt ist. In den folgenden Tagen des Klinikaufenthlts steht nichts dem im Wege, daß die Mutter ihr Kind jeden Tag badet. In dieser Weise verfahren wir seit 1963.

Ist das Kind nicht, während es auf dem Leib der Mutter ruht, einer gefährlichen Abkühlung ausgesetzt?

● Im Entbindungssaal muß es warm genug sein. Der Leib der Mutter ist immer warm, ebenso ihre Hände. Das Bad trägt ebenfalls zur Erwärmung bei, auch wenn dies nicht seine Hauptaufgabe ist. Während des Bades wird eine Decke angewärmt, in die das Kind bald darauf eingehüllt wird. Im Grunde ist das Team in der täglichen Praxis mit der Sprache des

---

[4] Dank der Mitarbeit eines in dieser Methode geschulten Anästhesisten wenden wir bei Kaiserschnitten gern die Peridural-Anästhesie an.

Neugeborenen so gut vertraut geworden, daß Unwohlsein im Zusammenhang mit einer eventuellen Verkühlung nicht unbemerkt bleiben könnte.

Schafft nicht die späte Abnabelung, während das Kind auf dem Leib der Mutter ruht, ungünstige Kreislauf-Bedingungen?

● Da die Aussagen der Physiologen zu dieser Frage nicht eindeutig sind, können wir erwidern, daß unser klinischer Eindruck günstig ist. Ich will einfach Auszüge aus dem Kapitel über die Nabelschnur-Ligatur und die Blutmenge des Kindes in dem Buch von S. G. *Babson* und R. C. *Benson* zitieren, das in den USA und in Europa als maßgeblich gilt:

Die Blutmenge des Neugeborenen kann gleich nach der Geburt um das noch im fetalen Teil der Plazenta enthaltene Blut vermehrt werden. Die so aufgenommene Blutmenge ist eine Funktion der Größe der Plazenta, des Augenblicks der Abklammerung im Verhältnis zur Ausdehnung der Lungen, der Schwerkraft (je nachdem, ob sich das Kind oberhalb oder unterhalb der Plazenta befindet) und der Stärke der Uteruskontraktionen, solange die Schnur noch nicht abgeklammert ist. Die physiologischen Anpassungsmöglichkeiten des Neugeborenen gestatten ohne Risiko die Zufuhr oder Entnahme großer Blutmengen. Die Abklammerung gleich nach dem Austritt des Feten kann dennoch eine Hypovolemie[5] mit Hypotension und peripherer kompensatorischer Vasokonstriktion fördern. Wenn das Kind dagegen aus der Plazenta eine große Menge Blut aufnimmt, so paßt es seine Blutmenge durch Ausschwitzen des Plasmas in die Zwischenräume an. Die Überfüllung der Blutgefäße in den Lungen kann die Atemfrequenz erhöhen und den Spielraum der Lungen sowie das Volumen der aufgenommenen Luft verringern. Ein Anstieg des Prozentanteils der roten Blutkörperchen am Blutvolumen und ein Anstieg des Viskositäts-Koeffizienten behindern die Zirkulation... Am günstigsten ist es, das Kind und die Plazenta in gleicher Höhe zu lassen, damit ein Ausgleich des Blutvolumens und des Blutdrucks stattfindet, und die Nabelschnur erst dann abzuklammern, wenn sie aufgehört hat, zu pulsieren. Diese natürliche Methode, die in der Welt weit verbreitet ist, wird jedoch nicht immer anerkannt und angewendet.[6]

---

[5] Verminderung des Volumens der zirkulierenden Blutmenge.

[6] S. G. Babson, R. C. Benson: *Management of high risk pregnancy and intensive care of the neonate.* C. V. Mosby, 1971. – Physiologisch sind die Vor- und Nachteile der frühen oder späten Abnabelung auf vielerlei Weisen

Wir können noch darauf hinweisen, daß eine Mutter, die selbst ihr Neugeborenes empfängt, im allgemeinen nicht ruhig auf dem Rücken liegen bleibt und das Kind nicht über den höchsten Punkt des Uterus legen wird, so daß es in der Praxis keinen merklichen Höhenunterschied zwischen der Plazenta und dem Neugeborenen gibt. Im Grunde werden aber alle diese Einwendungen hinsichtlich der Infektionsgefahr, der Verkühlung und der hämodynamischen Bedingungen bei der späten Abnabelung gewöhnlich von Fachleuten erhoben, welche die Aussage Leboyers nicht in ihrer vollen Bedeutung verstanden haben. Leboyer empfiehlt uns nicht eine Reihe stereotyper Maßnahmen. Er hilt uns nur, das Kind nicht als ein Objekt zu betrachten; er hilft uns, an das Kind zu denken und ein bestimmtes Klima zu schaffen. Jede Geburt bleibt aber ein Sonderfall. Letztlich denke ich, daß es möglich ist, dem Neugeborenen einen Empfang im Halbdunkel zu bereiten, in Stille, ihm den Rücken zu massieren und es zu baden, ohne daß es sich deshalb schon um eine »Geburt ohne Gewalt« handelt, wenn nämlich weder die Eltern noch der Geburtshelfer die

untersucht worden. So haben manche Forscher, wie etwa Lanzkowsky aus Kapstadt, die Auswirkungen auf den Hämoglobinspiegel des Kindes bis zum Alter von drei Monaten gemessen (höherer Spiegel nach spätem Abnabeln). Eine Stockholmer Forschergruppe hat den Einfluß auf die Durchmesser der Arterien und der Nabelvene untersucht und gezeigt, daß der Umlauf in den Arterien zur Plazenta hin vor dem Venenumlauf aufhört, so daß das Neugeborene vor jedem größeren Blutverlust sicher ist. Andere haben sich den verschiedenen Faktoren zugewandt, von denen der Blutumlauf zwischen Plazenta und Neugeborenem beeinflußt wird, z. B. der Atmung, den Uteruskontraktionen und verschiedenen Medikamenten. Wieder andere haben die Anpassung von Herzgefäßen, Atmungs- und Nierentätigkeit des Neugeborenen in bezug zu dem Zeitpunkt der Abklemmung untersucht. Geburtshelfer aus Peking – für die spätes Abnabeln wahrscheinlich die Regel war – haben sich für die Wirkung des frühen Abklemmens auf das Kind interessiert, mit dem Zweck, das Plazenta-Blut den Blutbanken zur Verfügung zu stellen.
Nur sehr wenige Autoren, wie Z. Walsh aus Stockholm, haben die Auswirkung des frühzeitigen Abklemmens auf die Mutter (höherer durchschnittlicher Blutverlust bei der Ausstoßung der Plazenta) untersucht.

ganze Bedeutung und Tragweite der Aussage Leboyers gespürt und verstanden haben: »Ohne Liebe ist man höchstens geschickt.«

Die Niederkunft in eine Badewanne hinein könnte ein weiteres Mittel sein, für einen sanften Übergang zwischen dem intrauterinen Leben und der Luft zu sorgen; wenn das Kind so im Wasser geboren würde, könnte dies die Befürchtungen der Techniker wegen einer möglichen Verkühlung oder wegen der hämodynamischen Folgen der späten Abnabelung lindern...

Zuzugeben ist, daß die Physiologie des Neugeborenen, besonders die des noch durch die Nabelschnur mit der Plazenta verbundenen Neugeborenen nicht oft untersucht worden ist. Dies betont C. Tchobroutsky in einer Untersuchung über das Einsetzen der Atmung. Nicht zufällig hat sich Ende 1975 eine »Gruppe für Neugeborenen-Forschung« (»groupe d'étude du nouveau-né«, GEN) gebildet, in der man Wissenschaftlern und Praktikern aus den unterschiedlichsten Bereichen begegnet (Kinderärzten, Geburtshelfern, Psychoanalytikern, Psychologen, Neurophysiologen, Ethnologen, Gehör-Spezialisten und Spezialisten für die natürlichen Rhythmen usw.). Es ist klar, daß die provokatorische und simplifikatorische Schrift von Leboyer als Katalysator zur Entstehung dieser Gruppe beigetragen hat.

Sie setzen stillschweigend voraus, daß die Seltenheit der »normalen« Niederkunft mit dem hohen technischen Niveau der modernen Entbindungs-Kliniken zusammenhängt. Sind aber die Schwierigkeiten der Geburtshilfe nicht eine Besonderheit der menschlichen Gattung?

● Gewiß, sogar bei den Anthropoiden, die keinen Schwanz haben und eine aufrechte Haltung einnehmen können, gibt es niemals mechanische Schwierigkeiten bei der Geburt, denn sie haben kein Cavum pelvis im eigentlichen Sinne, und der Scheidenausgang liegt nicht exzentrisch. Außerdem ist bei allen Primaten außer dem »homo« der Querdurchmesser des Beckeneingangs immer größer als die Schläfenbeinedistanz des Fötuskopfes, ebenso wie der Sagittaldurchmesser des Beckens größer ist als die Hinterhaupt-Stirn-Distanz beim Feten, besonders bei den drei großen Anthropoiden (Orang-Utan, Schimpanse und Gorilla); auch die Schulterbreite ist immer deutlich kleiner als der Sagittaldurchmesser des Beckens. Kennzeichen der Gattung »homo« sind die ständig aufrechte Haltung, das Cavum pelvis mit der Biegung der Wirbelsäule, dem Hohlkreuz, die horizontale Schamfuge und der exzentrische Scheidenausgang, außerdem die Umstände, daß der Hinterhaupt-Stirn-Durchmesser des Feten (120 mm) und die Schulterbreite (120 mm) größer sind als der Sagittaldurchmesser des Beckens (105 mm). Der Fötus bewegt sich wie durch eine Spirale hindurch. Beim Menschen genügen also schon kleine Abweichungen in den Maßen des Feten und der Mutter, und die Geburt wird durch ein Mißverhältnis erschwert. Zwar begünstigt unsere Zivilisation das Auftreten solcher Abweichungen durch Rassenkreuzung und allzu fett- und zuckerreiche Ernährung (der dralle, pausbäckige Säugling ist Menschenwerk), dennoch müßten aber die meisten Entbindungen völlig normal verlaufen, und das hohe technische Niveau wird seinerseits recht oft zu einem Faktor fetalen Leidens.

Besteht nicht die »Gefahr«, daß die »Geburt ohne Gewalt« den Anfang einer Rückkehr zur Hausgeburt bildet? Die Frage wurde uns des öfteren in dieser Form von Ärzten gestellt.

● Eine historische Studie über die Reaktionen auf die »medikalisierte Geburt« müßte auch auf die Bedeutung eingehen, die besonders in den Vereinigten Staaten die Rückkehr zur Hausgeburt und das Verhalten mancher Hippy-Gemeinschaften gewinnen konnten. Für uns war dagegen die »Geburt ohne Gewalt« eine Gelegenheit, unsere Bestrebungen zu einer Entmedikalisierung der Geburt innerhalb der Krankenhaus-Einrichtungen selbst voranzutreiben. Dennoch, in manchen Regionen Frankreichs sind »gewaltlose Hausgeburten« geschehen, die von exemplarischer Geltung waren und unter den örtlichen Geburtshelfern Diskussionen und Entwicklungen ausgelöst haben. Die Sicherheit der Hausgeburt oder auch der Geburt in manchen ländlichen Entbindungsheimen ließe sich durch die Verbreitung kleiner Ultraschall-Stethoskope und besonders der Amnioskopie sehr verbessern, die es ermöglichen, fetale Leiden frühzeitig zu erkennen und so diejenigen Geburten auszusondern, bei denen die Überwachung in einem Krankenhaus erforderlich ist. Das Amnioskop ist eine Metallröhre mit einem Beleuchtungssystem, das von einfachen Batterien gespeist werden kann. Durch dieses in den Gebärmutterhals eingeführte »Endoskop« kann man durch die unversehrt bleibende Membran hindurch die Farbe des Fruchtwassers feststellen. Getrübtes Fruchtwasser ist Ausdruck eines fetalen Leidens: Ein schlecht mit Sauerstoff versorgter Fötus entleert seine Eingeweide von den ersten Fäkalstoffen (»Mekonium« oder »Kindspech«). Unserer Ansicht nach stellt das Amnioskop den Prototyp eines »geselligen« oder »Benutzungs«-Instruments dar, eines einfachen, ärmlichen, durchsichtigen und dienstbaren Werkzeugs. Man kann es den verschiedenen elektronischen Überwachungsmitteln gegenüberstellen, die sehr viel raffinierter, komplexer und geheimnisvoller und somit der Typ des »manipulativen«, tyrannischen Instruments sind.

Ist die Geburt ohne Gewalt vereinbar mit dem Betrieb einer großen Klinik, in der pro Jahr mehrere tausend Kinder geboren werden?

● Diese Frage wird oft gestellt. Man meint oft, der Weg des klinischen Fortschritts führe über die großen, quantitativ wie qualitativ an Menschen, Material und Technik reich ausgestatteten Einrichtungen.

Wird die gedankliche Entwicklung, die Leboyer ausgelöst hat, von den großen Entbindungskliniken nachvollzogen werden können? Es ist klar, daß in einer Station von mittlerer Größe (etwa zwei Geburten pro Tag, d. h. 600 bis 1000 pro Jahr) jede Geburt ihren Charakter als bedeutsames Ereignis behalten kann. Ebenso ist klar, daß ein zahlreiches Krankenhauspersonal nur selten homogen sein wird. Wir nehmen daher an, daß zunächst wohl manche Stationen mittlerer Größe denselben Weg gehen werden wie wir. Allerdings sind der Stil und die

Atmosphäre dieser Stationen alles andere als gleichförmig. Sehr oft wird in mittelgroßen städtischen Krankenhäusern die Entbindungsstation noch als eine nebensächliche Einrichtung betrachtet, die kein Prestige genießt und einem Arzt unterstellt ist, der nur durch Zufall Geburtshelfer geworden ist und diese Funktion mit einer anderen »Haupttätigkeit« koppelt. Manchmal ist dies ein Allgemeinpraktiker, der zu den Kaiserschnitten einen Chirurgen heranzieht; seltener ist es ein Chirurg. Auch ich selbst habe in dieser Weise die Leitung einer chirurgischen Station mit der einer Entbindungsstation gekoppelt. Nach und nach habe ich dabei begriffen, daß die Geburt eines Menschenwesens immer ein wichtigeres, an späten Folgen reicheres Ereignis ist als viele der mühsamen und kostspieligen chirurgischen Eingriffe, deren Indikation fragwürdig ist. Ja selbst in den größeren Krankenhauszentren genießt die Geburtshilfe niemals ebensoviel Ansehen wie die »nobleren« Fachgebiete. Wenn von einem neuen regionalen Klinikzentrum nur die Hälfte erbaut werden kann, so werden z. B. die Stationen für Chirurgie, Kardiologie, Wiederbelebung und Gastroenterologie bevorzugt eingerichtet, während sich die Neugeborenen mit den ältesten Räumlichkeiten abfinden müssen. Diese Ungleichheit im Ansehen findet sich nicht nur zwischen den verschiedenen Krankenhausstationen, sondern auch zwischen den Ärztelaufbahnen. Das kürzlich erschienene Buch eines Pariser Kollegen[7] ist hier voller Aufschlüsse. Es enthält ein glänzendes Kapitel über die goldene Hölle des Allgemeinpraktikers, das wattierte Dasein des Spezialisten, das Prestige des Chirurgen, über den Königsweg durch die Universitätskliniken, die parallelen Wege und die Vermenschlichung der Krankenhäuser. Von den Bedingungen der Geburt wird kein einziges Mal gesprochen. Nirgends wird die Berufsrolle des Geburtshelfers untersucht, desjenigen Spezialisten, der es mit den häufigsten und gebieterischsten Notlagen zu tun bekommt. Zweimal jedoch wird der Geburtshelfer erwähnt, beiläufig und

---

[7] P. Escande: *Les médecins.* Grasset, 1975.

in Zusammenhängen, die es verdienen, hervorgehoben zu werden:

- In bezug auf das Prestige des Chirurgen erinnert der Autor an eine alte Devise: Wenn du drei Söhne hast, laß den intelligentesten Arzt werden, den zweiten Chirurgen und den unbegabtesten Geburtshelfer.

- In bezug auf die zu wenigen Assistentenstellen in der Chirurgie teilt der Autor uns mit, daß die angehenden Chirurgen gezwungen seien, auf Stationen an der Grenze ihres Faches auszuweichen, z. B. die Geburtshilfe-Stationen.

Diese Abschweifung über das Prestige der verschiedenen medizinischen Spezialgebiete hat den Vorteil, zu verdeutlichen, mit welcher Gleichgültigkeit Ärzte, Verwaltungsbeamte, die breite Öffentlichkeit, kurz: die Gesellschaft die Geburt behandeln. Bemänteln wir auf diese Weise nicht unsere Hilflosigkeit angesichts der Not des Kindes im Augenblick seiner Geburt? Sollte es sich nicht lohnen, dieses kollektive Unbewußte zu erforschen, das unsere Unwissenheit um das Neugeborene bezeugt?

Wenn Sie solchen Nachdruck auf die Bedingungen der Geburt legen, befürchten Sie da nicht, die Bedingungen der Empfängnis in ihrer Bedeutung zu verkennen oder zu unterschätzen, ihren Sozial- und Beziehungskontext?

- Tatsächlich ist die Gegenüberstellung von erwünschten und unerwünschten Schwangerschaften ein allzu vereinfachendes Schema, welches die Ambivalenz gegenüber dem Kinde, dessen Geburt bevorsteht, verkennt. Die Entwicklung der Techniken und der Gesetzgebung in bezug auf die Geburtenregelung hat übrigens die Grundlagen dieses Schemas modifiziert. Gewiß, das Kind kann mehr oder weniger erwünscht zur Welt kommen, aber in allen Fällen ist wichtig, daß es gut aufgenommen wird. Man kann sogar denken, daß die Folgen des üblichen Kindesraubs bei der Geburt durch die »pflichtbewußten, aber lustlosen« Hände der Fachkräfte um so zerstörerischer, unwiderruflicher und endgültiger sein werden, je weniger Liebe zur Zeit der Empfängnis bestanden hat.

Überrascht (oder alarmiert) haben uns die Ergebnisse der Untersuchungen von Irène Lezine einerseits und von Robson und Moss andererseits über das Verhalten von »Mutter-Kind-Paaren« bei der Geburt und den Zeitpunkt der ersten Äußerungen des Mutterinstinkts. Nach Robson und Moss haben 34 Prozent der Mütter ein neutrales oder sogar distanziertes Gefühl gegen das Neugeborene, und 7 Prozent spüren negative oder aggressive Gefühle! Diese Zahlen sind für uns ein exakter Ausdruck für die destruktiven Auswirkungen der Umstände bei der Geburt in den meisten »modernen« Entbindungs-Kliniken.

Ist die Mutterliebe nicht schon vor der Geburt vorhanden? Vernachlässigen Sie nicht die Bedeutung des intrauterinen Lebens, der Beziehung zwischen Mutter und Kind schon vor der Geburt?

● Tatsächlich ist das Kind schon lange vor der Geburt in den Phantasien und Vorstellungen der Mutter gegenwärtig; auch indem es sehr früh in einen »Sprachverkehr« eintritt, ist es schon da, bevor es noch geboren wird. Man kann sogar behaupten, daß das kleine Mädchen seine eigene Mutterrolle vorausahnt, sich als Mutter erlebt wie die eigene Mutter, sobald es nur den Ödipus-Konflikt erlebt und seine äußeren Geschlechtsorgane entdeckt. Man kann sich auch fragen, in welchem Maße nicht die Entwicklung der Mutterliebe während der Schwangerschaft durch das Wissen um die Bedingungen beeinflußbar ist, unter denen das Neugeborene nach der Geburt empfangen wird.

Zu allen Zeiten wurden viele Vermutungen, Spekulationen und Kommentare an die Frage der Beziehungen zwischen der Mutter und dem Feten »in utero« geknüpft. Thomas von Aquin behauptete, »die Seele denkt immer, sogar im Schlafe und vor der Geburt«. Die Beobachtung schwangerer Frauen hat uns manches über die Auswirkungen von Gefühlen, ruhigem Daliegen, über den Einfluß erregender oder besänftigender Musik auf die Bewegungen des Feten gelehrt. Nach der traditionellen und volkstümlichen Theorie haben die Gefühle

der Mutter für das Kind direkte Folgen und prägen sich ihm
unauslöschlich ins Fleisch. Dies ist vielleicht einer der Aspekte
des »Verschmelzungsmythos« und zugleich der Anknüpfungs-
punkt für vielerlei Aberglauben in bezug auf »Muttermale«,
»bösen Blick« und andere Mißbildungen. Nach den medizinischen Theorien wird hingegen seit langer Zeit eine indirekte,
über den Körper der Mutter vermittelte Beziehung angenommen.

Die Elektroenzephalographie hat die vergleichende Untersuchung der Gehirntätigkeit des Feten und der Mutter ermöglicht. Sie hat uns insbesondere eine gewisse Kenntnis des
Schlafes verschafft, des »paradoxen Schlafes«, der Traumar-
beit, ohne die es nichts Schöpferisches geben könnte. Sie hat
gezeigt, daß sich der Fötus im Uterus nachts gerade dann
bewegt, wenn die Mutter träumt. Sie hat auch auf die Wirkung
der Barbiturate und anderer Drogen hingewiesen, die von
Frauen gegen Ende der Schwangerschaft eingenommen werden. Manche Forscher sehen im intrauterinen Leben die
Anfänge der Sprache und der menschlichen Intelligenz. Nach
Ansicht von A. A. Tomatis ist die intrauterine Kommunikation
die Ursache, die jenes für den Menschen so bezeichnende
Bedürfnis, zu sprechen, hervorruft. In diesem Stadium wird das
Gehör von der Tatsache bestimmt, daß es in der Umwelt des
Wassers betätigt wird. Es ist nun aber möglich, ähnliche
Gehörseindrücke, wie man sie unter Wasser erhält, durch
elektronische Schallfilter künstlich zu erzeugen. Die so gefilter-
ten Töne versetzen die Versuchsperson wieder in den intrauterinen Zustand zurück und wecken den Wunsch »nach der
archaischsten aller Beziehungen, der zur Mutter«. Die gefilter-
ten Töne gehen aus von der Stimme der Mutter, einem der
wichtigsten »Geräusche«, die der Embryo wahrnimmt. Sie
werden über 8000 Hertz hinaus gefiltert, und diese Montage
soll dazu führen, daß »das Ohr wieder in den Zustand eines
weit zurückliegenden Erlebens versenkt wird, des ersten, das es
je hat wahrnehmen können«. Die Behandlung mit »gefiltertem
Schall« wurde besonders bei Dyslexien und auch bei Schizo-

phrenen angewandt (nach Tomatis ist der Schizophrene derjenige, der vor der Geburt von seiner Mutter nicht erkannt worden ist). Nach einer gewissen Anzahl von Sitzungen läßt man die Filterung der Mutterstimme von 8000 bis auf 100 Hertz sinken: Dies ist die akustische Geburt. Diese Phase der Behandlung soll es ermöglichen, alle diejenigen das Gleichgewicht wiederfinden zu lassen, die im entscheidenden Augenblick die Stimme ihrer Mutter nicht erkennen konnten. Auf diese Weise soll der Patient »in zwei, drei Sitzungen jenen kritischen Augenblick seiner menschlichen Existenz erleben oder nacherleben, währenddessen er durch seine Mutterbeziehung der Welt hätte geboren werden sollen«.

Auch die »Herzschlag-Methode« von Duran Lopez versucht, vermittels einer Rückkehr in den fetalen Zustand eine Befreiung von Angst zu erreichen. Ebenso hat Hajime Murooka versucht, die Tonumwelt zu reproduzieren, die das Kind im Uterus wahrgenommen hat. Feijo soll es gelungen sein, das Neugeborene mit Tönen von niedriger Frequenz (unter 2000 Hertz) zu beruhigen, für die es als Fötus im Uterus empfänglich geworden ist. J. Acuna zufolge soll es mit bewußtseinsverändernden (sophronischen) Methoden möglich sein, eine direktere Untersuchung der Urvorgänge beim Träumen durchzuführen.

Für andere aber ist das intrauterine Leben nicht mehr und nicht weniger als das Paradies – das Paradies Ferenczis: das ganze Leben ist ein Trachten nach der Rückkehr in die Fülle, in den Mutterleib, das Organ des individuellen Paradieses, wo man das imaginäre kollektive Paradies neubegründen wird. Jede Geburt ist für Ferenczi eine Katastrophe, Abschneiden der Mutterbindung, Wechsel aus dem Zustand der Lust ins Realitätsprinzip. Vielleicht ist das intrauterine Leben auch das Paradies Baudelaires, wenn er über das »frühere Leben« sagt:

In Wollust lebt' ich dort und ruhigem Gefühle.
Rings war der Wogengang, das Blau, der Strahlenkranz.

Gewiß aber ist es das Paradies Leboyers: »Der Liebesakt bedeutet, daß man ins Paradies zurückkehrt, wieder in die vorgeburtliche Welt, die Welt vor der großen Trennung eintaucht. Bedeutet, daß man die ursprüngliche Langsamkeit, den blinden, allmächtigen Rhythmus der Welt der Eingeweide, des großen Ozeans wiederfindet.«

Mit Sicherheit ist das Kind im Uterus vor den schlimmsten Frustrationen geschützt. Die Bedingungen des intrauterinen Lebens lassen gar nicht zu, daß es jemals zu einer Ungleichzeitigkeit zwischen einem auftauchenden Bedürfnis und seiner Befriedigung kommt. Ohne Zweifel ist das Leiden auch dem intrauterinen Leben nicht völlig fremd, und Janov behauptet, es in manchen Fällen im Urerleben nachgewiesen zu haben. Was es aber auch bedeuten mag, dieses intrauterine Leben endet mit einem völligen Umbruch der Mutter-Kind-Beziehung, mit dem brutalen Zusammenstoß zwischen einer Phantasie und einer Realität, und ebendies ist die Geburt. Dies ist die Stunde, auf die es ankommt. Nur allzu oft ist es zugleich die Stunde des Gemetzels.

Überschätzen Sie nicht die Bedeutsamkeit der Umstände bei der Geburt, angesichts der außerordentlichen Verschiedenartigkeit der Milieus, die das Kind nach der Geburt aufnehmen? Was wird aus dem sanft ins Leben getretenen Neugeborenen werden, wenn ihm beschieden ist, daß es bald keine normale Familienumwelt mehr hat?

● Um auf diese Frage zu antworten, müßte man zunächst definieren, was eine normale Familie ist. Ist die traditionelle, allzu konformistische und Konformität erzeugende Familie wirklich normal, und normalisiert sie ihre Mitglieder? Muß man das am meisten Spaltung bewirkende Milieu immer in der am meisten gespaltenen Familie suchen? Wenn man gar nicht weiß, was ein normales Familien-Milieu ist, kann man dann gültige Untersuchungen darüber anstellen, welche Folgen das Fehlen eines solchen Milieus haben wird? Allerdings wird gewöhnlich angenommen, ein Mensch ermangele dann des normalen Familien-Milieus, wenn er nicht von zwei Partnern komplementären Geschlechts aufgezogen werde, die ihn gezeugt haben und die miteinander leben. Unter solchen Bedingungen sind Anomalien und Spaltungen der Familie von extremer Häufigkeit und Vielgestaltigkeit: zeitweilige oder dauernde Abwesenheit eines Elternteils oder beider, Unfähigkeit der Eltern zur Ausübung ihrer Rolle, Paar-Probleme oder unsichere materielle Lebensbedingungen. Es ist nicht unsere Absicht, die psychologischen und affektiven Auswirkungen all dieser Formen von Familienkonflikten zu leugnen. Leboyer hat sehr beredt ausgesprochen, wie bedeutsam die Familienbindung ist: »Die Nabelschnur beim ersten Schrei durchschneiden und die Hand bei den ersten Schritten zurückziehen ist ein und dasselbe.« Die Folgen der Trennung von Eltern und Kind und die Nachwirkungen der Familiendeprivation sind in zahlreichen Studien untersucht worden, so in den Arbeiten von Anna Freud, Dorothy Burlingham, Bowlby, Michael Rutter, H. Bissonnier[8], und in der Arbeit von Myriam David und Geneviève Appell über ein Budapester Heim für Neugeborene ohne Eltern. Zu erwähnen ist auch die originelle Untersuchung von M. Ragot, der die Angst vor dem leeren Raum beim Fallschirmabsprung mit der Angst vor der affektiven Leere vergleicht. Ragot fragt sich, ob nicht kleine Kinder, wenn sie wiederholt Sprünge in die affektive Leere unternehmen, die Angst vor der Leere durch einen konditionierten Mechanismus wechselseitiger Hemmung verdrängen und daraufhin unfähig werden, zu lieben. Unterstrichen werden sollten gerade die Anzahl und Bedeutung der Studien über die Reaktionen des Kleinkindes auf die Lösung oder den Bruch der Mutter-Kind-Bindung, während die Entstehungsbedingungen dieser Bindung und der wahrscheinlich entscheidende Einfluß der Umstände bei der Geburt meist nicht analysiert oder auch nur erwähnt werden. Anders ausgedrückt, die spektakulären Brüche in der Eltern-Kind-Bindung ziehen mehr Aufmerksamkeit auf sich, erwecken sehr viel mehr Interesse als die unnützen,

---

[8] H. Bissonier: *Quand l'amour a manqué.* Fleurus, 1974.

vergeblichen, herkömmlichen und scheinbar unvermeidlichen Handlungen, welche die ersten Minuten, Stunden und Tage des extrauterinen Lebens stören.

Unterschätzen Sie nicht die Wirkungen und Aufgaben der Erziehung? Was sollen von diesen glücklichen paar Minuten noch für Spuren bleiben, wenn wir Erzieher und Pädagogen dem Kinde erst jahrelang geholfen haben, sich zu entwickeln und über sich hinauszuwachsen?

● Niemand leugnet die Wirkungen der Erziehung. Wir stellen fest, daß ihre Ziele schlecht definiert sind und im Lauf der Zeiten große Änderungen durchgemacht haben. Erziehung unterlag immer der Herrschaft eines Ideals, das von Anfang an feststand. Einstmals hatte die Erziehung gewöhnlich das Ziel, den Menschen auf seine wichtigste Aufgabe vorzubereiten, nämlich Gott zu dienen, indem er dessen Absichten so erfüllte, wie die Religion sie offenbarte; nicht zufällig waren die Kirchen die wichtigsten Bauwerke des Mittelalters. Die Erziehung ermahnte den Menschen, seine niedrigen Triebe zu beherrschen, damit er sich gottgefällig entwickeln könnte. Später (und mancherorts heute noch) bereitete die Erziehung darauf vor, daß man sich ganz in den Dienst seines Landes stelle. Man schuf und bewahrte so die nationale Einheit. Wenn nötig, mußte man für sein Vaterland zu sterben bereit sein. Heute geht es in unseren technologisch fortgeschrittenen Gesellschaften ganz so zu, als hätte die Erziehung sich den gesellschaftlichen Erfolg als oberstes Ziel gesetzt, die Anpassung an ein hierarchisches System, die Integration in dessen große Institutionen, die aus dem Menschen ein in öffentliche Dienstleistungen eingepferchtes Sozialwesen machen, das auf Erwachsensein programmiert ist; und zugleich scheint die Erziehung auch eine Investition zwecks Produktivitätssteigerung zu sein, ein Mittel, ökonomische Zwecke zu erreichen. In den kollektivistisch-sozialistischen Gesellschaften setzt sich Erziehung die Auflösung des Individuums in der Gesellschaft zum Ziel, d. h. eine Verminderung der Individualität; sie erfordert autoritäre Konditionierung. Es ist nahezu sicher, daß jene, die für »dieses wunderbare Gedicht zu Ehren des Lebens und von der Lust des Lebens«, das Leboyer uns »in aller Ruhe vor die Fresse hält« am empfänglichsten gewesen sind, zugleich diejenigen sind, die gewissen »marginalen« oder »progressiven« Erziehern begeisterte Aufmerksamkeit schenken: Ziel des Lebens ist das Streben nach Glück, sagen sie, die Verfolgung eines Interesses; die Umgebung der Erwachsenen taugt nicht für das Kind; die echte Erziehung muß sich zuerst auf die Suche nach dem Kinde machen, um ihm dann seine Befreiung verwirklichen zu helfen. Leboyer verstehen heißt auch Maria Montessori verstehen, die über die »Intelligenz der Liebe« beim Kinde spricht, einer Intelligenz, die liebevoll und nicht gleichgültig aufnimmt, einer Empfänglichkeit für jene verborgenen Eigenschaften, die nur die Liebe entdecken hilft. Leboyer verstehen heißt Célestin Freinet verstehen, es heißt auch Summerhill[9] verstehen, die Suche nach der Freude zu leben: »Aufgabe des Kindes ist es, seinen eigenen Weg zu gehen – und nicht den Weg, der den besorgten Eltern vorschwebt oder den die Erzieher als den besten vorschlagen – eine solche Einmischung oder Anleitung seitens des Erwachsenen kann nur eine Generation von Robotern erzeugen.« Leboyer und Neill, das ist ein und dasselbe. Der eine wie der andere sind sie nicht gewillt, Roboter zu erzeugen. Ein Unterschied bleibt jedoch: Neill greift, wie alle Erzieher, im Vergleich zum Geburtshelfer erst spät in das Leben des einzelnen ein. Er weiß es. Seine Rolle ist bereits die eines Heilers, des Heilers »schwieriger«, weil unglücklicher Kinder, die mit sich selbst und mit aller Welt in Fehde liegen. Leboyer und Neill gehören zu jenen, die uns einen humanitären Sozialismus bereiten, einen »Sozialismus nach menschlichem Maß«, der utopische Sozialismus Gérard Mendels, wo der Mensch nicht mehr für ein zwischengeschaltetes Kollektiv lebt und sich nicht mehr in Gestalt eines anonymen Kollektivs liebt,

---

[9] A. S. Neill: *Die Befreiung des Kindes.* Zürich und Köln, Benzinger, 1973.

sondern sich selbst lieben und seine Freiheit in ihrem ganzen heute möglichen Spielraum annehmen könnte.

Einschränkungen hinsichtlich der Bedeutsamkeit der Geburt können also von Gesprächspartnern vorgebracht werden, die entweder als Ärzte, als Soziologen, Psychologen oder Erzieher sprechen. Welcher Herkunft diese Einschränkungen aber auch seien, der konstruktive Charakter der Gedanken, zu denen das Werk von Leboyer zwingt, wird durch sie nicht bestritten oder verändert. In dem Teufelskreis, in dem sich die Menschheit bewegt, zeigt uns Leboyer – über das Zwischenglied der Gedanken, die er in uns weckt – einen ganz bestimmten Punkt, wo es möglich und dringend geboten ist, etwas zu tun. Es ist sinnvoll, diesen Teufelskreis in den Ausdrücken, die Laborit[10] bevorzugt, zu bezeichnen. Die Gewalt hat die Aufrichtung der Herrschaft in den Beziehungen zwischen einzelnen, zwischen Gruppen von einzelnen und vor allem auch zwischen den Völkern ermöglicht. Die Herrschenden erscheinen als bar jeder Aggressivität, denn zur Sicherung ihrer Herrschaft bedienen sie sich einer unauffälligen Form der Gewalt, der »institutionalisierten« Gewalt, die in einen ethisch-moralischen Kontext eingeordnet ist, eine Rangordnung von Werten und Vorurteilen, während die Beherrschten über Gewalt nur in der auffälligen Form der »aktualisierten Gewalt« verfügen. Die Schwierigkeit liegt darin, sich ein System vorzustellen, welches die herrschende Gruppe in ein umfassendes Ganzes mit einschlösse, ohne daß es für sie möglich wäre, sei es zu herrschen, sei es unterjocht zu werden. In planetarischem Maßstab darf es zur Stunde der menschlichen »Totalisierung«, in der »die Welt sich verweltlicht«, weder Zwang noch Rache geben. Keine realistische Konstruktion der Welt ist daher möglich ohne Beteiligung irgendeiner affektiven Energie, der Liebe oder der Fähigkeit zu lieben. Die Liebesfähigkeit ist nun aber in einem Stadium fortschreitenden Ausgelöschtwerdens, besonders bei den Herrschenden, d. h. in den technologisch

[10] H. Laborit: Les comportements. Masson, 1973.

fortgeschrittenen Ländern, dort also, wo es am dringlichsten wäre, ihr neue Kraft zu geben. Legen wir mit David *Cooper* unsere Trauerkleider an:

Und ich traure über den Tod der
Liebe in der Welt
Und über die Nicht-Unterscheidung zwischen Tod und Liebe
Ich traure über die Nicht-Unterscheidung aber zugleich
über ein Übermaß an Unterscheidungen
Ich traure über meine Unfähigkeit alle
Unterscheidungen in der Welt zu durchbrechen
um so aus dem Kosmos *eine* Aktivität zu machen ...

In der fortgeschrittenen Industriegesellschaft sind es viele Faktoren, die den »Tod der Liebe« herbeiführen, und sie ergänzen einander. Wenn wir über die gegenwärtigen Bedingungen der Geburt nachdenken, über den frühzeitigen, mit der Geburt beginnenden Erwerb der Liebesfähigkeit und der Muttereigenschaften, wenn wir insbesondere auch über die Weitergabe dieser Liebesfähigkeit von Generation zu Generation nachdenken, so entdecken und analysieren wir eine wichtige Ursache dieses »Tods der Liebe«. Mehr noch, diese Analyse legt konkrete Lösungen nahe, zeigt einen schwachen Punkt im Teufelskreis. Man ist allerdings im Recht, wenn man annimmt, die gegenwärtigen Bedingungen der Geburt seien nur Symptome einer Krankheit, die unsere ganze Zivilisation bedroht, und in der Welt, in der wir leben, sei es nicht verwunderlich, daß die Neugeborenen so empfangen werden, wie es heute der Fall ist; es wäre dies nicht das erste Beispiel für ein Symptom, das seinerseits zu einem starken Krankheitserreger wird. »Sorgt für eine bessere Welt, und ich werde für bessere Mütter sorgen«, hat Held[11] gesagt, oder, wie Aldous Huxley geschrieben hat: »Gebt mir gute Mütter, und ich sorge für eine bessere Welt.« Beide Aussagen enthalten ein Stück Wahrheit und widersprechen sich überhaupt nicht.

[11] In: *L'aggressivité, pulsion ou réponse à l'environnement?* Les Entretiens de Rueil, 1974.

Halten wir als vorrangig die These von Huxley fest, wegen ihrer unmittelbar praktischen Bedeutung: Wir müssen die gegenwärtigen Bedingungen der Geburt angreifen. Wir müssen dafür sorgen, daß sie weithin bewußt werden.

Kapitel 7: Was wird aus uns?

Wir werden Ethologen ... wir werden Sänger ... wir werden Vegetotherapeuten ...

Und was bedeutet das? Und zunächst einmal, wer ist das, »wir«?

»Wir«, das ist unser Team insgesamt; »wir«, das ist auch jeder, der sich in unserem Entbindungsheim »zuhause« fühlt; und »wir«, das sind alle, die sich im Umkreis der Hebamme als der unerläßlichen Schlüsselfigur bewegen. Mit jedem Tag verstärkt sich unsere Überzeugung, daß während der perinatalen Periode, das heißt, in den Phasen, wo Mutter und Kind noch mehr oder weniger in Symbiose leben, nichts unheilvoller ist als die Zerstückelung der Kompetenzen. Mit jedem Tag verstehen wir besser, daß die ersten Erfahrungen des Neugeborenen und die ersten Augenblicke der Eltern-Kind-Beziehung durch die zu aufdringliche Gegenwart des männlichen Geburtshelfers mit ärztlicher Autorität nur gestört werden können. Es ist kein Zufall, wenn in einem Lande, wo die Obstetrik von männlichen Geburtshelfern und elektronischen Maschinen bestimmt ist, die Bedingungen der Geburt die Grenzen des menschlichen Anpassungsvermögens erreicht haben.[1] Die Warnung, welche die Forschergruppe aus Cleveland ausgesprochen hat, übersteigt in ihrer Bedeutung alles, was bisher in Form medizinischer Fachzeitschriften-Artikel erschienen ist. Insofern die USA ein Modell sind, das die Gesamtheit der industrialisierten Länder beeinflußt, geht ihr Aufruf die ganze Menschheit an. Zu einer Zeit, in der uns die Ökologen erklären, daß die Industriegesellschaft im Begriff stehe, die Biosphäre zu vernichten, erklärt die Cleveland-Gruppe, die Industriegesellschaft stehe im Begriff, auch den Menschen selbst zu vernichten, und sei es auch nur in den Bedingungen seiner Geburt. Den

---

[1] B. Lozoff, G. Brittenham, M. A. Trause, J. Kennell, M. Klaus: »The mother-newborn relationship: Limits of adaptability.« *The Journal of Pediatrics,* Vol. 91, no. 1, S. 1–12, Juli 1977.

Schmerz, die Angst und das Wagnis mit ausschließlich technischen Mitteln radikal beseitigen zu wollen, heißt auch die Lust beseitigen; es heißt das Menschenwesen emotional in einem Maße zu nivellieren, das in einigen Generationen mit dem Überleben der Gattung nicht mehr zu vereinbaren sein wird.

In diesem medizinischen Aufsatz fehlt nur noch eine Folgerung. Wir wollen sie hinzu ergänzen: Die Bedingungen der Geburt werden sich in den USA nicht radikal ändern lassen, solange die Hebammen dort selten sind und ihre Tätigkeit in untergeordneter Stellung oder illegal ausüben müssen. Dies erfordert eine institutionelle Umwälzung von außerordentlicher Tragweite. Das Leboyer-Phänomen erhält dadurch eine Schlüsselbedeutung für die Entwicklung der gegenkulturellen Bewegung, die vom Überlebensinteresse der Menschheit erzwungen wird. Das Leboyer-Phänomen ist der Ansatzpunkt einer neuen Geburtshilfe, einer »Öko-Obstetrik« mit langfristigen Perspektiven, die weiß, daß es zur Fortpflanzung des Lebens nicht ausreicht, bloß das Überleben des einzelnen zu sichern.

Das Leboyer-Phänomen erscheint uns mehr und mehr als ein umfassenderes soziales Phänomen: Vor Leboyer hatten nur einige wenige Vorläufer sich über die Bedeutung der allerersten Erfahrungen des Neugeborenen und der ersten Augenblicke in der Eltern-Kind-Beziehung Gedanken gemacht; seit Leboyer kann sich diesen Gedanken niemand mehr entziehen. Dieses Phänomen erinnert an den Anbruch der Ethologie: Vor Lorenz war es trivial, Tiere zu beobachten, und erst seit Lorenz ist die ethologische Methode zu einer Quelle reicher Aufschlüsse geworden. Zwischen Leboyer und Lorenz besteht mehr als bloß eine assoziative Gedankenverbindung; und erst weil Leboyer uns geholfen hat, die Bedingungen der Geburt radikal umzuwandeln, sind wir zu Ethologen der Mutter-Kind-Beziehung in der perinatalen Periode geworden.

Die ethologische Methode ist eine Möglichkeit unter anderen, die Bedeutung der ersten Erfahrungen des Neugeborenen zu erkennen. Sie hat uns insbesondere die Beobachtung einer der frühesten Erfahrungen ermöglicht, die uns als sehr bedeutsam und mit sehr vielen kurz- und langfristigen Folgen verbunden erscheint. Es ist dies das frühzeitige Auftreten des Rooting-Reflexes[2], der das Neugeborene die Brustwarze suchen, finden und an ihr saugen läßt. Wenn die Umgebung ihn begünstigt, kann dieser Reflex sehr wohl schon 20 bis 30 Minuten nach der Geburt Ausdruck finden. In Wahrheit handelt es sich dabei um ein sehr komplexes Verhaltensschema, das einen gewissen Grad an Koordination seitens des Mutter-Kind-Paares bezeugt. Bisher aber, im Kontext der Entbindungskliniken in der industrialisierten Welt, wird das Neugeborene meist getrennt von seiner Mutter beobachtet, und die Neurophysiologen haben daher im wesentlichen nur »Reflexe« beschrieben.

Dank der Bedingungen in unserem neuen Entbindungssaal, der von den herkömmlichen Kreißsälen höchst verschieden ist und in dem alle geburtshilflichen Positionen möglich und erlaubt sind, konnten wir die verschiedenen Komponenten der Umgebung oder des »Klimas« analysieren, die dieses erste Brustsuchen ermöglichen. Um ein solches Klima zu erkennen und um es herstellen zu können, muß man sich nur erinnern, daß an diesem Suchreflex alle Sinnesorgane, alle sensorischen Funktionen beteiligt sind:

● Zunächst einmal die Haut, das primäre Sinnesorgan, von dem sich alle anderen herleiten. Dichter Hautkontakt zwischen Mutter und Kind ist notwendig. Das Neugeborene findet die Brust nur, wenn es der Mutter auf den Bauch gelegt wird, Haut an Haut. Es wird die Brust finden, wenn seine Haut durch Streicheln stimuliert worden ist. Wichtig erscheint, daß die Hände des Kindes frei sind und auf die Brust der Mutter gelegt werden können; sie müssen Spielraum haben, in dem sie sich betätigen können.

● Dann der Geruchssinn. Es ist wahrscheinlich, daß der Geruch in diesem Augenblick eine wichtige Rolle spielt, als

---

[2] M. Odent: The early expression of the rooting reflex. *International congress of psychosomatic obstetrics and gynecology,* Rom 1977, Academic Press Publishers.

einer der besten Führer zur Brustwarze hin und vielleicht als eines der ersten Mittel, um die Mutter zu erkennen. Die praktische Folgerung ist, daß es in den Entbindungssälen wichtig ist, alle starken Gerüche zu beseitigen, diese im Krankenhausmilieu doch so trivialen Parasiten; außerdem ist es wichtig, daß die Zahl der Personen im Entbindungssaal so klein wie möglich bleibt.

● Auch das Gehör ist beteiligt. Das Neugeborene wird die Brust nur finden, wenn es im Entbindungssaal ruhig ist und laute, diskontinuierliche Geräusche vermieden werden, so daß die Stimme der Mutter der wichtigste auditive Reiz ist. Wir haben den Eindruck, auch wenn wir davon absehen, was uns die Wissenschaftler dazu sagen, daß die Stimme der Mutter den Hauptreiz ausmacht; auch aus diesen Gründen ist es wichtig, daß die Zahl der im Entbindungssaal Anwesenden klein bleibt.

● Schließlich das Gesicht. Es ist ganz so, als hätte das Neugeborene bei dieser ersten Bruststillung das Bedürfnis, die Augen zu öffnen. Dies aber kann es nur im Halbdunkel tun, da seine Augen unserem grellen Lichte noch nicht adaptiert sind. Das Verhalten der Mutter, das ganz und gar komplementär ist, wird in großem Maße von der Umgebung und den Bedingungen bei der Niederkunft beeinflußt; so können alle Drogen, welche die Wehen beschleunigen oder den Schmerz unterdrücken sollen, die Verkettung der komplexen Reaktionen stören, die zur ersten Stillung führen. Wie notwendig es ist, auf eine kurz- oder langfristig bevorstehende erste Bruststillung Rücksicht zu nehmen oder, besser, für ein die frühzeitige erste Stillung begünstigendes Klima zu sorgen, wird von Tag zu Tag deutlicher: So fördern im Entbindungssaal das Vergnügen, das die Mutter spürt, wenn sie ihr Baby sieht, und manchmal auch die Lustempfindungen bei der Reizung ihrer Brustwarze die Sekretion des Ocytocins aus der Hirnanhangdrüse, das für eine leichte Ausstoßung der Plazenta unentbehrlich ist. Und eine frühzeitige erste Stillung garantiert, daß das Kolostrum rechtzeitig und vollständig aufgenommen wird (die spezifischen Eigenschaften dieser Substanz, die vor der eigentlichen Mut-

termilch abgegeben wird, werden aber immer besser bekannt).
Allgemeiner gesagt, die frühzeitige Äußerung des Rooting-Reflexes ist die Garantie für eine Stillung von guter Qualität. Wir
verkennen gewiß nicht die Bedeutung individueller Faktoren;
nichtsdestoweniger ist aber die Umgebung im Augenblick der
Geburt von Bedeutung, und es gibt Entbindungsheime, in
denen viel und gut gestillt wird, und solche, in denen selten und
schlecht gestillt wird.

Unsere Perspektive als Ethologen der Mutter-Kind-Beziehung
in der ersten Zeit nach der Geburt trägt uns eine Randposition
unter den herkömmlichen Befürwortern der Bruststillung ein.
Sie bringt uns in Gegensatz zu jenen, die zwar die Bruststillung
durch die Mutter empfehlen, doch von den Bedingungen der
Geburt abstrahieren, und ebenso zu jenen rationalen Argu-
mentationen, welche den wenigen Frauen, die sich aus psychologischen oder physischen Gründen gegen die Bruststillung
entscheiden, Schuldgefühle bereiten. Wichtiger erscheint es
uns heute, günstige Voraussetzungen für die Bruststillung bei
der Geburt so zu trivialisieren, daß die meisten Neugeborenen
rasch die Brust ihrer Mutter finden und die meisten Frauen
unter guten Bedingungen stillen können.

Wie aber sind wir zu Sängern geworden?
Wir befinden uns in einer Gesellschaft, in der die Schwangerschaft mehr und mehr als Krankheit erlebt wird. Alles wirkt
hier zusammen: Wenn eine Frau schwanger ist, muß sie zum
Arzt gehen, zu jener Figur, der man gewöhnlich nur begegnet,
wenn man krank ist; wenn eine Frau schwanger ist, besucht sie
Krankenhäuser oder Kliniken, die Orte also, wo gewöhnlich
die Kranken hingehen; wenn eine Frau schwanger ist, glaubt
sie sich verpflichtet, irgendwelche praktischen Ratgeber zu
lesen, wo auf wenigen Seiten alle Risiken komprimiert sind, die
dem Zustand der Schwangeren, des Feten und des Neugeborenen innewohnen; und hinzukommt noch, daß die Kreißsäle
chirurgischen Operationssälen immer ähnlicher werden.
Die als Krankheit erlebte Schwangerschaft ist selbst ein

Krankheitsfaktor, Ursache von pathologischen Schwangerschaften und Frühgeburten...

Wenn man allen Erwachsenen hilft, sich auf den Empfang des
Neugeborenen vorzubereiten, so ist dies gewiß eine Art, der
»Schwangerschaftskrankheit« entgegenzutreten; es heißt der
Schwangerschaft und der Niederkunft einen anderen Sinn
geben. Eine andere Art, dieser Vorstellung entgegenzutreten,
ist, dafür zu sorgen, daß das Entbindungsheim nicht ein Ort ist,
wo die Frauen nur hingehen, um sich untersuchen oder
informieren zu lassen. Daher erscheint es uns wichtig, daß die
Paare das Entbindungsheim auch zu Tätigkeiten aufsuchen
können, die an einem solchen Orte ungewohnt sind, zum
Beispiel um zu singen. Großen Wert legen wir daher auf das
Vorhandensein eines Klaviers und auf die Mitarbeit von Marie
Louise Aucher, die Entdeckerin der »Psychophonie«, d. h. der
Wiedergewinnung des menschlichen Gleichgewichts durch den
Gesang[3], und zugleich Verfasserin eines wahren Inventars der
Einflüsse der Töne auf den Menschen[4]. Zahlreiche Gründe
sprechen dafür, daß der Gesang bei den Schwangeren etwas
bewirken kann. Einstmals verspürten die Schwangeren das
Bedürfnis zu singen; heute hören sie Radio, stellen das
Fernsehen an oder legen Platten auf. Wir sind nun überaus
unwissend hinsichtlich der Bedeutung der Schwingungen, die
der Fötus im Uterus wahrnehmen kann, insbesondere der
Sprech- oder Singstimme der Mutter. Vielleicht ist in dieser
Richtung der Ursprung des Kommunikationsbedürfnisses zu
suchen. Und außerdem ist Singen ein lustvolles Tun, besonders
gemeinsames Singen: Der Gesang ist so eine Art, wie Lust ins
Entbindungsheim Eingang finden kann. Und überdies heißt
Singen auch Erziehen, die Art, wie der eigene Körper
wahrgenommen wird, und die Tätigkeit der Atemmuskeln,
besonders des Zwerchfells, ins Gleichgewicht bringen. Wir
kommen hier an die Grenze zur bioenergetischen Therapie, der

[3] Marie Louise Aucher: *L'homme sonore*. Epi, 1977.
[4] Marie Louise Aucher: *Les plans de l'expression*. Epi, 1977 (Neuauflage).

»Vegetotherapie« reichianischer Orientierung. Einer der wichtigsten Ansatzpunkte der bioenergetischen Therapie ist ja das muskuläre System.

Die bioenergetische Therapie beschäftigt sich mit dem »Muskel-Panzer«, d. h. mit Muskelgruppen, die eine Funktionseinheit bilden. Lowen hat die Bedeutung der Muskelspannungen aufgezeigt, welche die Atmung stören können, ganz besonders in der Gegend des Zwerchfells; es ist klar, daß zu singen und den vollen Gebrauch seiner Stimme wiederzufinden, die beste Möglichkeit ist, auf diese Muskelspannungen einzuwirken.

Vegetotherapeuten sind wir, wenn wir eine Gebärende dazu anhalten, nicht ihre Emotionen zu beherrschen, sondern sie in der Sprache des Körpers auszudrücken, sich windend oder schreiend. Die Körpersprache schließt übrigens das Verbalisieren als Zweites nicht aus. Vegetotherapeuten sind wir, wenn wir eine Gebärende beim Pressen die Position einnehmen lassen, die ihr Körper ihr als die bequemste anzeigt, und wenn wir die Rückenlage in Zweifel ziehen, die sich die Frauen seit drei Jahrhunderten haben aufzwingen lassen. Die Psychoprophylaxe hat für die Entbindung Normen aufgestellt, denen zufolge die gute Entbindung die Leistung einer Frau ist, die ihre Muskeln und ihre Atmung perfekt beherrscht. Herkömmlicherweise sind Entbindungskliniken nicht der Ort, wo es erlaubt wäre, seinen Gefühlen Ausdruck zu geben. Unsere Gesellschaft steht im Begriff, zu diesem Zweck andere Orte einzurichten. So erklärt sich der Erfolg der kostspieligen Seminare der Bioenergetik, Primärtherapie oder Gestalttherapie.

Vegetotherapeuten sind wir, wenn wir die Lust in den Entbindungssaal einlassen. Besteht nicht Vegetotherapie nach Reich darin, die Wirkung der Hemmungen zu verringern, die mit dem Sympathikus-System verbunden sind, und so die mit dem parasympathischen System verbundene Lust und Kreativität freizusetzen? Als Vegetotherapeuten bedauern wir den ausschließlich negativen Charakter des Ausdrucks »Geburt ohne Gewalt«. Die tägliche Erfahrung hat uns erst geholfen zu verstehen, was alles an der »Geburt ohne Gewalt« positiv ist. Bei diesem positiven Aspekt handelt es sich vielleicht vor allem um so etwas wie ein Erlernen der Lust. Es mag unseriös sein, im Zusammenhang mit Geburtshilfe vom Erlernen der Lust zu sprechen. Und dennoch, jedesmal, wenn man sich fragt, was Kreativität und was all das sei, was spezifisch menschlich ist, kann man letzten Endes nicht umhin, das Wort Lust zu gebrauchen.

Weil wir Vegetotherapeuten sind, sind wir Revolutionäre. Reichs Analyse hat gezeigt, wie die soziale Ordnung auch in die Muskeln hineinreicht. Die soziale Revolution kann nur sein, wenn die Körper sich aus dem Griff der Institutionen, von der Unterdrückung und von ihren Panzern befreien.

Nirgends aber wird der Körper so unterdrückt wie in den Entbindungskliniken. Man muß es sich nur bewußt machen.

Kapitel 8: Aufruf zur Initiative

> Die wichtigste Maßnahme, die sofort zu
> ergreifen wäre, bestünde darin, die
> kämpferische Begeisterung in einem
> intelligenten und verantwortlichen Sinne
> zu kanalisieren, was darauf hinausliefe, den
> jungen Generationen zu helfen, daß sie in
> unserer modernen Welt Aufgaben finden,
> die es wert sind, daß man ihnen dient.
>
> K. Lorenz

Wie sollen wir diese Bewußtwerdung vorantreiben? Wie die
gegenwärtigen Bedingungen der Geburt angreifen? An wen
wenden wir uns, und wie?

Immer wenn man sich anschickt, eine neue Lebensform zu
schaffen (und die Art, wie man geboren wird, ist ebenso wie die
Art des Sterbens ein Aspekt einer Lebensform), immer wenn
man das System der menschlichen Verhältnisse ändern will
(und die Mutter-Kind-Beziehung ist darin nur ein Sonderfall),
immer wenn man den großen Traum der sozialistischen
Utopien wiederaufleben läßt, muß man auf die Bereitschaft
zur Initiative zählen, auf jene organisationsfähigen Initiativ-
bürger, welche die Kader für ein großes Vorhaben abgeben
können, ohne doch dem ständigen Einfluß aller jener entzogen
zu sein, die Tag für Tag ihre Aufnahmebereitschaft und ihren
Wunsch, sich zu beteiligen, bekunden. Die Spaltung zwischen
den beiden Aspekten des Geschlechtsaktes (ebenso wie ihre
Begleiterscheinung, der Gedanke der freiwilligen Fortpflanzung) ist zugleich das beste Beispiel für die Befreiung des
Menschen »vom Joch der Natur« und das beste Beispiel für
wirksame Formen der Initiative. Manche haben den Widerspruch zwischen einem solchen Kampf, der an Streit und Krieg
denken läßt, und einer Geburt »ohne Gewalt« hervorgehoben.
Man muß verstehen, daß dieser Kampf nur Antwort auf die
institutionalisierte Gewalt, Angriff auf unnötige, traditionsbe-
gründete Gewalt ist. Dieser Bewegung geht es nicht um die

Verkündung einer Wahrheit, sondern sie ruft auf zur Diskussion über die gegenwärtigen Bedingungen der Geburt in den industrialisierten Ländern. Die außerordentliche Vielfalt der Vorgehensweisen, die zu einer gemeinsamen Bewußtwerdung führen, stellt die beste Garantie gegen die Bildung einer Gruppe dar, die sich an einer besonderen Sprache erkennen und sich durch eine gemeinsame Gewißheit von den »Uneingeweihten« abgrenzen würde. Diese Auslöserbewegung wird nur in dem Maße wirksam werden, wie es ihr gelingt, die Trennlinien zwischen der Welt der Klinik-Benutzer und der Welt der Fachkräfte im Gesundheitswesen zu überwinden. »Die Vermenschlichung der Krankenhäuser« liegt auf demselben Wege.

Die ganze Tragweite des Buches von Leboyer zu erfassen, hieße, sein Verhältnis zu der »Revolution ohne Modell« zu bestimmen, die sich allenthalben ankündigt. Diese Revolution wird erzwungen durch die Stellung, welche die Strukturen des Industriezeitalters in unserer Gesellschaft einnehmen, die den Menschen aller Autonomie entkleiden. Diese Revolution wird nicht mit Waffen vollzogen werden. Sie wird sich »in der Seele und im Fleische der Menschen« vollziehen. I. Illich sieht eine Revolution der Kultur und der Institutionen voraus, die dem Menschen die Herrschaft über seine Umwelt zurückgibt und zu einem »geselligen« Leben führt, in dem der Mensch Herr seines »Werkzeugs« ist. »Changer la vie – das Leben ändern«, das schon die Parole Rimbauds und André Bretons gewesen ist, wird zur Leitparole aller jener werden, die nicht in den traditionellen marxistischen Strömungen aufgehen. Diese also werden uns hören: Das Leben ändern heißt zunächst einmal ändern, wie man geboren wird.

Leboyer ist vor allem ein Katalysator, vielleicht eine mythische Gestalt, Schöpfer einer neuen Sprache, eines neuen Kode, ein »Logothet«, den man künftig wird erwähnen, wird zitieren müssen, wann immer man sich über die Entwicklung in den Bedingungen der Geburt in den industrialisierten Ländern Gedanken macht.

Gemeinsam mit ihm kämpfen wir an gegen den Hochmut des Technikers. Wir lenken die Aufmerksamkeit auf die Gefahren einer »Wissenschaftsethik«, des »Objektivitätspostulats« als Voraussetzung wahrer Erkenntnis. Auf unsere Weise bitten wir die Herren Gelehrten, »die Musik nicht zu stören«.

In unserem »geselligen Entbindungsheim« stellen wir Tag für Tag das »Gelebte« dem »Gedachten« gegenüber und bringen beides in Einklang. Wir hatten Gelegenheit, von einem zunächst einfühlenden zu einem rationalen Verstehen überzugehen, das unsere tägliche Praxis umgewandelt hat. In materialistisch-dialektischer Sicht heißt dies einen revolutionären Sprung tun.

Die Industriegesellschaft löst sich auf in der Schizophrenie. Die medikalisierte Geburt treibt sie in dieser Richtung voran. Die Bewußtwerdung ist dringend nötig – vor dem Eingreifen der »Nemesis«.